楠見 孝
京都大学大学院教育学研究科 教授

津波古澄子
共立女子大学看護学部 教授

看護における
クリティカル
シンキング教育

良質の
看護実践を
生み出す力

Critical thinking
education in nursing

医学書院

看護におけるクリティカルシンキング教育
―良質の看護実践を生み出す力

発　　行　2017年9月15日　第1版第1刷©

著　者　楠見　孝・津波古澄子
　　　　（くすみ　たかし　つはこすみこ）

発行者　株式会社　医学書院
　　　　代表取締役　金原　優
　　　　〒113-8719　東京都文京区本郷1-28-23
　　　　電話　03-3817-5600（社内案内）

印刷・製本　双文社印刷

本書の複製権・翻訳権・上映権・譲渡権・貸与権・公衆送信権（送信可能化権を含む）は株式会社医学書院が保有します．

ISBN978-4-260-03210-0

本書を無断で複製する行為（複写，スキャン，デジタルデータ化など）は，「私的使用のための複製」など著作権法上の限られた例外を除き禁じられています．大学，病院，診療所，企業などにおいて，業務上使用する目的（診療，研究活動を含む）で上記の行為を行うことは，その使用範囲が内部的であっても，私的使用には該当せず，違法です．また私的使用に該当する場合であっても，代行業者等の第三者に依頼して上記の行為を行うことは違法となります．

JCOPY〈出版者著作権管理機構　委託出版物〉
本書の無断複製は著作権法上での例外を除き禁じられています．複製される場合は，そのつど事前に，出版者著作権管理機構（電話 03-3513-6969，FAX 03-3513-6979，info@jcopy.or.jp）の許諾を得てください．

はじめに

　本書の目的は，看護師が自ら考え行動し，良質な看護を提供するために，どのようなクリティカルシンキング（批判的思考）教育を実践すればよいのかを，看護学と心理学の両分野から検討することにあります。

　クリティカルシンキングとは，第1に，相手の発言に耳を傾け，事実や気持ちを的確に理解・解釈する論理的思考，第2に，相手の考えだけでなく，自分の考えに誤りや偏りがないかを振り返る内省的思考です。具体的には，より良い看護を行うために，患者の情報を偏りなく集め，アセスメントを正確に行い，計画を立案し，適切な看護介入とその評価をするという看護過程において働いている思考です。こうした思考は心の習慣として身につけることによって，質の高い看護実践を行うことができるようになると考えます。

　こうしたクリティカルシンキングを育成する看護教育については，日本では，1990年代後半からすぐれた翻訳書やオリジナルな本が出版されています。

　本書がこれまでの本と異なる特色は，2つあります。

　第1に，心理学に基づいてクリティカルシンキングのプロセスを看護過程に位置づけ，クリティカルシンキングに基づく思考力と態度の育成方法とその実践事例について述べている点です。とくに，職場に出てからの看護師の成長におけるクリティカルシンキングの役割に注目して，楠見が第1章で解説をしています。

　第2に，米国の看護教育におけるクリティカルシンキング教育の変遷と動向を踏まえて，日本の看護教育に導入する際の困難，さらに，初年次から卒業時までの体系的なクリティカルシンキングを土台とした看護教育について述べている点です。とくに，上智大学総合人間科学部看護学科における実践例に基づいて津波古先生が，第2章から第4章において解説しています。

　本書の対象は，主に，看護教育に携わっている教員，看護とクリティカルシンキング教育に関心をもつ研究者，さらに，看護師，大学院生，大学・専門学校の看護学生を考えています。本書を通して，看護教育に携わるみなさんに，看護においてクリティカルシンキングに基づく考える力と習慣が重要であること，その

ためには，クリティカルシンキングを育む教育と評価が必要であることを伝えたいと考えています。さらに，本書を手がかりにして，読者のみなさんが，クリティカルシンキングに基づく実践を行うことによって，授業や看護の質を高め，学生や自らの成長につながることを願っています。

　本書が，心理学者の私と看護学者の津波古先生との共著のかたちで，こうして実現したのは，私が津波古先生に招かれて，看護教育におけるクリティカルシンキングについて，2011〜2013年の期間，3回にわたって上智大学総合人間科学部看護学科の教員を対象に講演したことが出発点です。これは本書の第1章のもとになっています。この時期は，同学科がスタートした時期とも重なっており，クリティカルシンキング教育を重視した体系的なカリキュラムがつくられ，その評価研究に協力する機会もいただきました。津波古先生には，看護教育に私がかかわる機会を与えてくださり，さらに共著者になっていただきましたことを，心から感謝申しあげます。

　最後に，出版のきっかけをつくっていただいた七尾清氏，また，編集・制作にあたっては，医学書院の近江友香，野中久敬の各氏にお世話になりましたことを，お礼申しあげます。

2017年8月1日　　楠見　孝

CONTENTS

はじめに　iii

第1章 クリティカルシンキングの概念
楠見 孝

001 クリティカルシンキングの育成：基礎的知識　2
- 1-1　クリティカルシンキングとは　2
- 1-2　クリティカルシンキングの歴史的背景　4
- 1-3　クリティカルシンキングのプロセスと構成要素　6
- 1-4　クリティカルシンキングの態度と知識　12

002 クリティカルシンキングの育成：教育実践と測定　13
- 2-1　クリティカルシンキングの教育がなぜ必要か　14
- 2-2　クリティカルシンキングの教育方法　14
- 2-3　クリティカルシンキング育成のための学習活動　16
- 2-4　クリティカルシンキングの評価　24

003 実践知の獲得を支えるクリティカルシンキング　29
- 3-1　仕事の熟達化による高度なクリティカルシンキング　29
- 3-2　熟達化のプロセス　30
- 3-3　仕事の熟達化における振り返り　33
- 3-4　仕事の熟達化に及ぼす経験学習態度　34
- 3-5　実践知を支えるスキル　35

004 実践から叡智へ　37
- 4-1　個人の発達における実践知と叡智の獲得　38
- 4-2　叡智の獲得とクリティカルなコミュニティの形成　40
- 4-3　すぐれた看護師を育てるために　42

第2章 看護教育におけるクリティカルシンキング
津波古澄子

001 クリティカルシンキングの観点から看護教育を思考する　48

- **002 米国看護教育への導入** 49
  - 2-1 米国看護教育への導入の背景 50
  - 2-2 看護実践の可視化 50
  - 2-3 クリティカルシンキングと看護過程の類似性 51
  - 2-4 米国看護教育評価機構による要請 53
  - 2-5 クリティカルシンキングの領域固有性と看護の独自性 54

- **003 米国看護教育のクリティカルシンキング育成の変遷と動向** 57
  - 3-1 導入―定義と測定方法の模索 58
  - 3-2 取り組みの評価―看護の独自性の明確化 59
  - 3-3 再評価―習慣と認知スキルの育成 62
  - 3-4 米国の取り組みから得られる課題と知見 63

- **004 看護教育のマインドセット** 67

- **005 日本の看護教育におけるクリティカルシンキング** 68
  - 5-1 日本における現状 68
  - 5-2 看護教育への定着の困難 69
  - 5-3 課題と新しい知見 71

第3章 看護教育のカリキュラム・イノベーション
思考習慣・スキルとしての継続学習の推進と育成の方略

津波古澄子

- **001 カリキュラム変革：クリティカルシンキングの育成をめざして** 80

- **002 クリティカルシンキング・カリキュラムモデルの構築** 81
  - 2-1 カリキュラム作成 82
  - 2-2 教育理念の基盤と3つの軸 84
  - 2-3 卒業時到達目標の達成プロセス 86

- **003 学年進行に合わせたカリキュラムの構築** 88
  - 3-1 クリティカルシンキング育成の基盤となるもの 88
  - 3-2 段階的な学び―クリティカルシンキングと良質思考 88

004 クリティカルシンキング育成の方法　91

　4-1　汎用(general)アプローチを用いた事例　92
　4-2　導入(infusion)アプローチを用いた事例　101

005 クリティカルシンキング育成を促進する概念-基盤学習　112

第4章　良質の看護実践とクリティカルシンキング
津波古澄子

001 "問う"アート　118

　1-1　基盤となる思考力の育成に向けたアプローチ　119
　1-2　専門職としての思考の育成に向けたアプローチ　123
　1-3　質問力を高める風土の形成　126

002 クリティカルシンキングのツールとしての看護過程がめざすもの　127

　2-1　ツールあるいは方法としての看護過程　129
　2-2　看護過程の積み重ねでめざす看護の力　131
　2-3　看護過程とクリティカルシンキングの融合　134
　2-4　初学者の段階別看護過程学習と専門家・熟達者の看護実践モデル　135
　2-5　クリティカルシンキングに基づく看護過程モデル　138

終章　看護教育を超えて
看護師を支える良質の習慣的思考と良質の看護実践

津波古澄子

001 "良質"とは何を指すのか　146

002 実践知としてのクリティカルシンキング　148

　索引　151

ブックデザイン：小口翔平＋喜來詩織(tobufune)

第1章 クリティカルシンキングの概念

本章では，全体のイントロダクションとして，看護師が看護実践においてクリティカルシンキングを発揮できるようにするために，クリティカルシンキングを4つの視点から考察していく。第1に，クリティカルシンキングのスキルや態度とは何か，なぜ重要なのかを述べる。第2に，学生や若手看護師のクリティカルシンキングをどのように育成し，その能力をどう評価するのかについて解説する。

続いて第3に，看護師が職場に出て，経験から実践知を獲得する際に，クリティカルシンキングがどのような働きをしているのか，さらに，第4として，クリティカルシンキングが実践知と叡智にどのようにかかわるのかについて述べる。

001 クリティカルシンキングの育成：基礎的知識

1-1 クリティカルシンキングとは

「クリティカルシンキング(批判的思考)」には複数の定義がある。第2章では，看護領域固有の定義について述べるが，ここでは，どの領域にも共通する3つの定義から考えてみよう。

第1に，クリティカルシンキングは，証拠に基づく論理的で偏りのない思考，すなわち，**客観的，多面的にものごとをとらえる思考**である。これは，論理学，統計学，科学的方法論に依拠した規準(criteria)に基づく思考と言い換えることができる(楠見，2010)。Paul & Elder(2001)はクリティカルシンキングの知的基準(intellectual standard)として，明瞭さ，的確さ，正確さ，妥当性，深さ，幅，論理性，重要性，公平さを挙げている。

第2に，クリティカルシンキングは，**意識的な内省(reflection)をともなう熟慮的な思考**である(楠見，2011)。これは，「相手を批判する」ということよりも，自分の思考について意識的に吟味するメタ認知的思考である。「メタ認知的思考」とは，自身の思考の上位にあって，自分の思考が正しく行われているかをモニターし，偏りがあればそれをコントロールする，内省的な思考を示す。クリティカルシンキングは「意図的で自己統制的な判断」(Facione, 1990)であり，「自分や他者の思考や行動を支えている仮定を省察(内省)し，別の思考方法を熟考する」(Brookfield, 1987)ことである。

人の心の働きをとらえる心理学では，クリティカルシンキングをどのようにとらえているかをみてみよう。人が思考や判断を行うプロセスを，大きく2つのシステムに分けて考える(二重プロセス理論)。すると，クリティカルシンキングは，熟慮的で論理的な思考(システム2)として，自動的で感情的な処理による直観的思考(システム1)をコントロールするシステムとして位置づけることができる(Kahneman, 2003)。さらに，近年提唱された「三部構造モデル」(Stanovich, 2012)では，クリティカルシンキングにあたるタイプ2は，メタ認知的な省察的精神と論理的・分析的なアルゴリズム的精神に分かれる。そして，タイプ1の認知的努力なしに，自動的に素早く働く思考を自動的精神と名付けた(図1-1)。省察的精神は，自動的精神を抑制し，アルゴリズム的精神を目標志向的に働かせることによって，よりよい解決策を導く。

第3に，クリティカルシンキングは，**汎用的な思考力**である。仕事，学習，生活などさまざまな場面において，その目標達成のために，情報収集し，情報を評価・分析し，推論して，質の高い問題解決や決定をする際に働く思考である。とくに看護の実践においては，信頼できる情報を多角的に集め，判断するクリティカルシンキング能力は，**エビデンスに基づく看護(EBN：Evidence Based Nursing)を実践し，看護師が経験からの学習をして成**

クリティカルシンキングの育成：基礎的知識

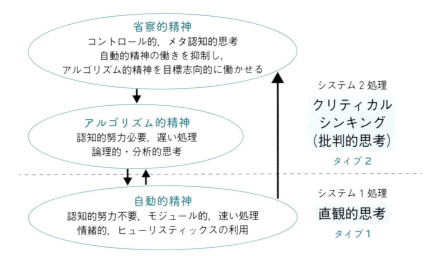

図 1-1　三部構造モデルにおけるクリティカルシンキング（批判的思考）
〔Kahneman, D.(2003). A perspective on judgment and choice : Mapping bounded rationality. American Psychologist, 58(9), 697-720 ; Stanovich, K. E.(2012). On the distinction between rationality and intelligence : Implications for understanding individual differences in reasoning. In Holyoak, K. J. & Morrison R. G.(Eds.), The Oxford Handbook of Thinking and Reasoning (pp.433-455). New York, NY : Oxford University Press. に基づいて改変．楠見孝．(2015a)．心理学と批判的思考．楠見孝，道田泰司(編)，批判的思考：21世紀を生きぬくリテラシーの基盤 (pp.20-25)，新曜社．〕

長するための土台となる能力である。

　これまで看護教育では，看護の専門知識やスキルの習得によって，即戦力をもった看護師を育てることが目標であった。これら従来型の教育に加えてクリティカルシンキングを育成することにより，生涯にわたって自らの経験から学習し，適切に判断できる自律的な看護師を育てることが現代，さらには未来の看護教育における目標となる。クリティカルシンキングの育成は，医療を巡る状況が変化するなかでの看護実践の多様性と複雑さへの専門的な対応としても必要なことである。クリティカルシンキングは，看護過程（アセスメント，看護診断，計画，介入，評価）を支える思考力と態度の中核に位置している（第2章 2-3, p.51）。

　看護師の直面する重要な場面としては，以下のようなことがらがある。

- 初心者が学ぶとき，初心者を指導するとき
- 患者や家族に接するとき
- 倫理的，論争的問題（安楽死，人工中絶，臓器移植，遺伝子診断，代替療法など）に直面したとき
- 専門分野の文献の読解，研究を行うとき

　しかし，看護の仕事には膨大な仕事量と時間の制約がある。たとえば，患者の在院日数が短くなっているため，看護診断において，じっくり立ち止まってクリティカルシンキングを行うことが難しい状況になっている。さらに，認知能力や知識における限界や，外部・内部からのプレッシャー（責任，批判，人間関係など）によって，クリティカルシンキング

が発揮できないこともある(e.g., Alfaro-Lefevre, 1995/1996)。

また，看護の場面では，クリティカルシンキングを1人で働かせるというよりも，相手との協働的な活動のなかで働かせることが重要である。こうした点に基づいて，クリティカルシンキングに基づく行動と，そうでない行動を特徴づけると次のようになる。

クリティカルシンキングに基づく行動とは，

- 相手の発言に耳を傾け，考えや論拠，感情を的確に理解する
- 立ち止まって考える，賛否両方の立場からじっくり考え，評価する
- 証拠に基づいて，前提や理由を系統立てて，相手に説明する
- 目的，状況，相手の感情，文化，価値観を考慮して実行する

一方，クリティカルシンキングに基づかない行動とは，

- 相手の発言に耳を傾けず，議論を退ける，表面的な評価をする
- 揚げ足を取る，人を惑わせる，正当でない要求を出す
- 証拠に基づかない，先入観や偏った解釈によって説明する
- 目的，状況，相手の感情，文化，価値観を考慮しない

このように，クリティカルシンキングは，証拠や論理とともに，他者の異なる考え方に耳を傾け，その考えを取り入れながら問題解決するような協力的な営みが重要である。これには，西洋から直輸入した"critical thinking"とは異なる，日本の社会・文化に適合したクリティカルシンキング(批判的思考)が重要である。したがって，クリティカルシンキングを正確に遂行する能力やスキルだけではなく，適切な場面かどうかを判断してクリティカルシンキングを実行することや，議論の場において，相手の感情に配慮しつつ，相手の意見を取り入れ，お互いが納得できる解決を導くことが，クリティカルシンキングの評価規準として重要であると考える。

次に，クリティカルシンキングが西洋において歴史的にどのように展開してきたのか，さらに，日本の大学教育にどのように導入されるようになったかについて述べる(楠見，2014b)。

1-2 クリティカルシンキングの歴史的背景

クリティカルシンキングは，古代ギリシャ哲学に起源をもつ(e.g., Fasko, 2003；楠見，2011；Paul, et al., 1997)。ソクラテス哲学の方法論としての問答法は，対話において，相手の考えに問いを出し知識を生み出すことから，産婆術とも呼ばれる(ソクラテス問答を用いた教育については，本章4-1, p.38)。問答法を通して明らかにされる「無知の知」は，知らないことを自覚する知性の重要性に着目したものであった。問いを出すこと，知っていると思って

いることに懐疑の目を向けることは，クリティカルシンキングの重要なスキルである。さらに，ソクラテスの「汝自身を知れ」という言葉は，本章1-1(p.2)で述べた内省の働きを重視するクリティカルシンキングの第2の定義に通じる。

さらに，プラトンやアリストテレスの哲学は，クリティカルシンキングの中核にある論理的で体系的な思考を実践するための基礎を築いた。とくに，アリストテレスは「人を説得するスキル」であるレトリックを体系化している。アリストテレスは，大衆を説得する弁論術(レトリケー)を，学問的に論証する弁証術(ディアレクティケー)とともに重視した。さらに，説得の方法を，ロゴス(論理)，エートス(語り手の人格)，パトス(聞き手の感情喚起)の3つに分けている。クリティカルシンキングにおいて，最後に導いた問題解決や意思決定の結果を，人に伝え，人の心を動かすことは重要なことがらである。

また，古代ギリシャのピュロンの思想から始まる懐疑主義は，不確かなことがらについては判断保留の立場をとる。さらに，17世紀のデカルトは，疑うことができることがらについては判断を停止し，絶対に真であるものだけを受け入れるという「方法的懐疑」を主張し，哲学，さらには近代科学の基盤となる思考の方法論を提起した。これらの哲学的思考法や熟慮的な態度は，クリティカルシンキングの態度と共通性をもっている(伊勢田, 2005；Zechmeister & Johnson, 1992)。

さらに時代を経て，20世紀の米国プラグマティズム哲学者Dewey(1910)は，「省察的思考」としてクリティカルシンキングを「信念や知識を，それを支える根拠とそこから導出される結論に照らして，能動的，持続的，慎重に考慮する思考」と定義している。Deweyの考え方は，現代のクリティカルシンキング研究に大きな影響を及ぼしている。

現代のクリティカルシンキングに影響するもう1つの流れに，1950年代後半頃から盛んになってきた，日常生活における議論を扱う非形式論理学がある。非形式論理学は，伝統的な形式論理学が演繹と帰納を基準に評価するのに対して，論理を日常生活における思考のための道具としてとらえ，日常的な事例と練習によるスキルの獲得を重視するクリティカルシンキングへと発展してきた(Scriven, 2003；吉田, 2002)。Toulmin(1958)の議論の分析や翻訳教科書(Browne & Keeley, 2001；Fisher, 2001)はその1例である。こうした論理学の流れをくむクリティカルシンキングの教育のアプローチとして，誤謬アプローチがある。これは，議論における形式的誤謬(formal/logical fallacy：後件否定，前件否定など)や非形式的誤謬(informal fallacy：過剰一般化，標本の偏り，因果関係の逆転など)を分類して，誤謬を犯さないように訓練するものである(岩崎, 2002)。

形式的誤謬，非形式的誤謬については，心理学では古くから実験的データを蓄積してきた。さらに近年は，信念やステレオタイプ，直観的ヒューリスティックによるバイアスに関する実験も盛んに行われている。こうした誤謬やバイアスのデータを示したうえで，これらを克服する処方的な視点で書かれた教科書(Zechmeister & Johnson/宮元ら訳, 1992/1996-1997)がある。

前述のような歴史的背景から，欧米の大学では，20世紀の中頃からクリティカルシンキング教育が行われてきた。とくに米国では，1970年代後半からの大学の大衆化にともなう入学者の学力低下と教育改革の流れのなかで，クリティカルシンキング能力の育成が重要視され，大学導入教育において哲学，論理学などの入門科目，そしてライティングな

どのアカデミック（学問）リテラシー科目のなかで取り上げられるようになった。さらに、クリティカルシンキングのスキルは、看護学、経営学、心理学、教育学、メディア研究、異文化間研究など多くの分野の学習や研究を支えるジェネリック（汎用）スキルとして、専門教育、専門的職業人の育成においても重視されてきた。日本の大学教育においても、1990年代後半から少しずつ関連書籍が出版され、初年次教育や専門教育にクリティカルシンキング教育が導入されるようになってきた。看護教育は、クリティカルシンキングの導入が盛んな領域の1つである（米国と日本それぞれの看護教育にクリティカルシンキングがどのように導入されたかについては、第2章でくわしく述べる）。

2010年頃から育成が重視されるようになった**ジェネリックスキル**は、市民生活、職業においても適用できる転移可能なスキルである。これは、近年提唱されてきた能力概念、たとえばコアスキル、キー・コンピテンシー、就業能力（employable skills）、高次リテラシーなどと、目的による差異があるものの、対応する内容をもっている。従来、日本の学校教育では、個別領域（小中高では教科）の知識やスキルの育成に重点を置いてきたが、ジェネリックスキルの育成についてはあまり注目されていなかった。しかし、昨今ジェネリックスキルは、専攻分野にかかわらず、大学学部教育で習得すべき「**学士力**」の**構成要素**として位置づけられている。学士力の構成要素であるジェネリックスキルにおいて、クリティカルシンキングは、論理的思考力、問題解決力をはじめとする多くの能力にかかわる。また、本章2節においても述べるが、ジェネリックスキルとしてのクリティカルシンキング能力は、大学教育における成果の指標として、多くの学修成果（アウトカム）評価、たとえば米国の大学修業評価（CLA+：Collegiate Learning Assessment）、さらにそれを採用したOECDの高等教育におけるアウトカム評価 AHELO（Assessment of Higher Education Learning Outcomes）に含まれている。

1-3 クリティカルシンキングのプロセスと構成要素

クリティカルシンキングは、患者のアセスメントを正確に行い、的確な診断に基づいて、計画を立案し、適切な看護介入を行い、その評価を行うという、看護過程において不可欠なものである（e.g., Lunney, 2012）。

図1-2で示すように、クリティカルシンキングと看護過程は、プロセスと構成要素において類似性をもっている（第2章2-3, p.51, 第4章2節, p.127, および津波古, 2015）。ここで取り上げる 1)情報の明確化、2)推論の土台の検討、3)推論、4)行動決定と問題解決という**クリティカルシンキングの4つの主なプロセスと構成要素からなるフレームワーク**は、Ennis（1987）に基づいて楠見（2011）が改変したものである。これら4つのプロセスは、看護過程の「アセスメント」「分析」「診断，計画」「看護介入と評価」に対応づけることができる。こうした点から、Alfaro-LeFevre（2008/2012）は、「看護過程の経験を通してクリティカルシンキング能力は高められる」と述べている。その理由として、看護過程は次のような特徴をもっているからである。

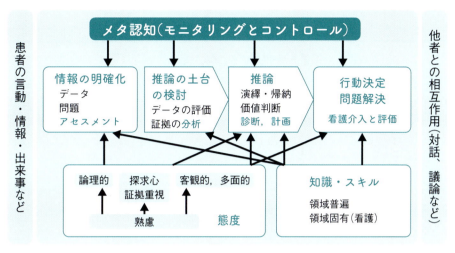

図 1-2　看護におけるクリティカルシンキングのプロセスと構成要素
〔楠見孝．（2015b）．教育におけるクリティカルシンキング：看護過程に基づく検討．看護診断，20(1)，33-38．〕

- 目的的，計画的，系統的，さらに，人間的であること
- 段階的，循環的，ダイナミックであり，先を見越す，エビデンスに基づく，直観的/論理的であること
- 結果をよく見直す，創意工夫する，向上をめざすものであること

次に，図 1-2 に基づいて，看護実践におけるクリティカルシンキングの4つのステップを解説する。

1　情報の明確化

情報の明確化は，診断，計画立案などに先立って，その根拠となる患者の言動・データ・出来事などの情報を集めることである。そこには以下の行動がある。

Ⓐ 患者の客観的データ（検査データなど），主観的データ（様子，言動など），ニーズ（要望や訴えなど）や心配ごと（語られないことがらも含む）などを明確化すること
Ⓑ 患者との対話において，傾聴し，必要に応じて質問をして，わからないことやあいまいな言葉を明確化（定義）すること（質問の仕方についての詳細は第4章1節，p.118）
Ⓒ 問題（仮説，前提，危険性など）に焦点を当て，明確化を行うこと
Ⓓ 患者や患者にかかわる人の発言の論理（結論，理由や根拠，事実，意見）を分析し，隠れた前提を明らかにすること

以上の行動は，アセスメントを適切に行うために必要である。看護の標準的および理論的枠組みでとらえ，患者の健康状態や問題を把握することが重要である（第4章 1-2-4，p.125）。また，関連図を描くことは，患者の基本情報，症状，疾患，治療内容，副作用，看護内容

などの関連を明確化することにつながる。

加えて，情報の明確化というステップは，図1-2の中段に示す4つのプロセスの上位にある**メタ認知**の影響を受けている。メタ認知は，自らの思考の各プロセスをモニターし，明確化が不十分なことがらを特定して，再度明確化を行うように，認知をコントロール(制御)する自己制御の働きを担っている。したがって，ステップの最初の段階だけでなく，あとに続く3つのプロセスにおいても，「さらなる明確化」が行われる。

2 推論の土台の検討

推論を行う前には，**推論を支える根拠(土台)となる情報を検討すること**が大切である。根拠となる情報には，患者や家族の言葉や行動，出来事，観察結果，カルテ，検査データ，他の医療スタッフから得た情報や意見などがある。これらの情報を分析して，その後の推論に利用できるかどうかを，信頼性や整合性，重要性などに基づいて評価する。

看護診断にかかわるデータや証拠は，数も多く複雑で，不確実性を伴う難しさがある。主な推論の土台の検討には，以下の2つ，Ⓐ根拠の確かさの検討とⒷ隠れた前提やバイアスの検討がある。

- Ⓐ 根拠となる情報が確かであるかを判断するために，情報源が信頼できるか，異なる情報間で一致しているか，確立した手続きにしたがって集めたデータか，などの視点に基づいて吟味する
- Ⓑ 根拠となる情報に隠れた前提や認知のバイアス(偏り，思い込み)があれば，それに気づき，前提を明らかにし，バイアスを修正する

たとえば，他の医療スタッフや患者との話がかみ合わない場合や，理由と主張の間に飛躍がある場合には，言葉にされていない暗黙の前提や認知バイアスが存在していることがある。これは，相手側，自分側の双方に原因がありうる。暗黙の前提を明らかにし，解決するステップの1例は次の通りである。

i. 相手と話をしたり，相手の背景を調べて，隠れた前提を明確化する
ii. 自分の意見を分析して，隠れた前提に気づく
iii. 食い違う自他の前提に焦点を当て，妥当性を吟味する
iv. 事実前提の相違は，証拠や定義の違いをすりあわせて対立を解消する
v. 価値前提の相違は，互いの価値観を尊重して解決を探る

推論

推論とは，根拠から結論を導くプロセスのことである。看護診断においては，主な推論として，Ⓐ帰納(一般化)，Ⓑ演繹，Ⓒ価値判断がある。

Ⓐ 帰納（一般化）

　帰納は，複数の証拠に基づいて，結論を導く一般化のプロセスである。個々の事例を類似性に基づいて分類したり，因果関係や一般的なルールを導いたりする推論であり，診断において重要な役割を果たしている。たとえば，患者のデータ，徴候などのさまざまな手がかり，病歴などの情報を収集し，原因を探り，予測することである。大きくは次の3つのステップに分けることができる。

i. 証拠獲得では，証拠を偏りなく，多面的に多数集めることが重要である。あらかじめ立てた仮説や見込みを，確証する情報だけでなく反証情報も探索することが大切である。しかし，人は確証する情報だけで結論を出したり，少数事例や，偏った事例から過剰に一般化してしまう傾向がある
ii. 仮説形成では，証拠に基づいて，一般化を行い，仮説を形成する
iii. 仮説検証では，仮説に基づく結論を証拠に基づいて評価し，仮説を保持するか，修正するか，棄却して新しい仮説を形成するかを決める。仮説を採用するかどうかを判断する場合は，仮説を支持するプラス（積極）側の根拠と，仮説を支持しないマイナス（消極）側の根拠について，根拠の数と強さの両方を比較することが重要である

　帰納にかかわる推論として，過去の類似経験に基づく類推（アナロジー）がある。ただし，類推を見かけの類似性だけに基づいて行うことは危険である。経験の反復を通して，事例を積み重ね，事例間の本質的な類似性（関係や構造レベルの類似性）に気づいて，帰納によって類似性の規則を抽出することが重要である（楠見, 2002）。それができていないと見かけの類似性に基づく間違った類推をする恐れがあるためである。看護教育における類推能力を育成する教育実践例については，第3章 事例 3-3(p.104)に紹介されている。

Ⓑ 演繹

　演繹は，三段論法などの一般的な推論規則にしたがって，複数の前提を正しいと仮定したときに，前提に基づいて結論を導く推論である。演繹の判断においては，前提が正しいか，推論過程を簡略化していないか，論理的な矛盾はないかの判断が重要である。たとえば図 1-3 のように暗黙の前提を述べないで一部の前提だけで結論を導く省略三段論法や，「AでなければBである」といった二者択一の議論（B以外の選択肢もありうる）になっていないかの吟味が必要である。

Ⓒ 価値判断

　価値判断では，多面的に情報を集め，比較・統合して，背景事実，リスクとベネフィット，価値，倫理などを考慮に入れてバランスのとれた判断をすることが大切である。
　たとえば，図 1-4 に示した，面会禁止の原則のなかで，患者の依頼にどう対応するか，といった問題は，その1例である。
　図 1-4 の面会禁止の原則の問題を解決するには，次の7つのステップが考えられる（こ

●事実前提
　　（前提）　　　　　患者は心理療法を受けている
　　（隠れた前提）　　[　　　　　　　　　　　　　　]
　　（結論）　　　　　だから，回復までに時間がかかる

⇒「だから……」という主張を導くためには，「心理療法は回復までに時間がかかる」ということが暗黙に隠されている。この前提を，話し手と聞き手が事実として共有していない場合，聞き手は論理が飛躍していると考える。

●価値前提
　　（前提）　　　　　患者は化学療法ではなく手術を希望した
　　（隠れた前提）　　[　　　　　　　　　　　　　　]
　　（結論）　　　　　だから，手術を行うべきである

⇒「だから……」という主張を導くためには，「治療法は患者の意思を尊重すべきである」ということが暗黙に隠されている。この価値観を，話し手と聞き手が共有していない場合，聞き手は論理が飛躍していると考える。

図 1-3　省略三段論法の吟味：暗黙の事実前提と価値前提

　Aさんは，危険な病状で助かるかどうかわからない。病棟は子どもの面会を許可しないという規則がある。Aさんは，子どもを病室のドアの所まで連れてきてほしい，手を振って合図ができればいいからとしきりに頼む。
　あなたはこっそり連れてくる方法を知っている。
　あなたはどうするだろうか。

図 1-4　面会禁止の原則に関する価値判断の問題の例
〔Alfaro-Lefebvre, R./江本愛子(監訳).（1995/1996）．アルファロ　看護場面のクリティカルシンキング．医学書院．を改変〕

れまで述べてきたクリティカルシンキングの 1) から 4) の4つのステップとの共通点があることに注意してほしい）。

i.　　当事者（患者）の視点をとって，問題を明確化する
ii.　 当事者（患者）の価値観，状態，権利，規則の根拠を知る
iii.　自分の価値観，能力，客観性を知る
iv.　 上司にアドバイス，助けを求める
v.　　必要であれば別の方法も含めて，当事者の視点から評価する
vi.　 上記のステップをふまえて価値判断をして，行動計画を立てる
vii.　計画を実行し，結果がうまくいったかどうかをモニターする。必要に応じて，適切な時点のステップまで戻る

　上記の問題の具体的な解決策としては，患者の願いと，面会禁止の根拠を明確化し，問題解決方法（感染対策，静粛など）を考え，上司に相談し，許可を得て面会させることが考えられる。

ここまで，推論を，帰納，演繹，価値判断の3つに分けて述べたが，現実の場面において，看護師は目標や優先順位を考慮して，帰納，演繹，価値判断を経時的に，あるいは組み合わせて用いることもある。

 行動決定と問題解決

続いて，1)情報の明確化から3)推論のプロセスに基づいて結論を導き，状況を踏まえて，**行動決定や問題解決**を行う。ここでは，結果を予測したり，目標に照らして適切な規準を設定したりして選択肢を比較し，優先順位をつけることも必要である。看護においては最も重要なプロセスであり，次の4つに分けて考えることができる。

i. 計画について状況全体を考慮したうえで，看護介入や行為の選択肢を吟味する
ii. 計画を実行（看護介入や行為）する
iii. 実行過程をモニター（患者の反応のアセスメント）する
iv. 問題解決ができたかを評価して，行動決定の修正や次の行動決定をする

1)情報の明確化から4)行動決定のプロセス全体を通じて的確な思考を行うには，1)で述べたように，メタ認知，すなわち自らの認知プロセスをモニターし，コントロールすることが重要な役割を果たしている。とくに，クリティカルシンキングを働かせるためには，1)のプロセスを始める前の段階で，状況（目標と文脈）を解釈して，クリティカルシンキングを働かせるかどうかのメタ認知的判断をすることが必要である。正しく判断をすることを目標としているときにはクリティカルシンキングの実行が促進される。目標によっては，クリティカルシンキングの実行を停止することもある（たとえば，娯楽番組の視聴のように楽しむことを目標としているとき）（田中・楠見，2007）。学生は「クリティカルシンキングが要求される状況とそうでない状況を判断することを学ぶ必要がある」，というBennerの言葉に示されるように（第2章3-2, p.61），クリティカルシンキングを行う状況かどうかの判断も，学習によって育成されていくスキルである。

さらに，4)のプロセスを終えた段階で，導いた結論をもとに，状況との適合性を考慮して，よい結果が得られるような効果的行動（発言や作文など）を構成することが必要である。この段階においても先の段階と同様に，クリティカルシンキングに基づく言葉や行動を表出すると悪い結果が生じる，とメタ認知的判断を行った場合は，それを抑制する（たとえば，患者さんの心を傷つけるならば，表出を抑制する）ことがある。

したがって，クリティカルシンキングの実行には，患者や家族，他の医療スタッフとの相互作用（対話，議論など）のプロセスが重要である（e.g., Miller & Babcock, 1996/2002）。とくに，クリティカルシンキングに基づく結論や考えを患者や家族，他の医療スタッフなどに伝えるためには，相手の心情に配慮しつつ，結論や考えを明確に表現して伝えるコミュニケーションスキルも必要である。また，自分の能力や状況に応じて，上司，先輩や同僚，他職種の専門家などに適切なアドバイスや助力を求めることも重要である。

なお，ここで述べてきた図1-2(p.7)の4つのステップについては，第4章において看護

過程モデルのなかで再び論じる。

1-4 クリティカルシンキングの態度と知識

1 態度

　クリティカルシンキングの「態度」は，図1-2(p.7)の左下に示すように，クリティカルシンキングの各プロセスの遂行を支えている。心理学における「態度」とは，日常語の意味とは異なり，行動をすぐに実行できるように準備している状態である(第2章では「マインドセット」と呼んでいる)。すなわち，クリティカルシンキングのスキルをもっていても，クリティカルシンキングの態度が備わっていなければ，看護の実践において適切にその能力を発揮することはできない。

　では，クリティカルシンキングの態度とはどのようなものだろうか。それは，研究者によって異なる見解がある。米国の哲学者Facione(1990)は，さまざまな分野(哲学52％，教育学22％，心理学を含む社会科学20％，物理学6％)の著名な研究者46名に対して，デルファイ法を用いて5回の反復調査を行い，クリティカルシンキングの認知的スキルと態度(affective disposition)についてのコンセンサスを解明した(そこで得られた態度のリストと関連研究の一覧は第2章 表2-1, p.54, 55)。Facioneはこの研究に基づいて，「カリフォルニアクリティカルシンキング傾向性尺度(CCTDI：California Critical Thinking Disposition Inventory)」(Facione & Facione, 1992)を作成した。CCTDIは，合計75項目からなる7つの下位尺度(真理の探究心，開かれた心，分析的，体系的，自己の思考スキルへの自信，知的好奇心，知的成熟)より構成されている。川島(2007)はこれを翻訳して，高校生を対象とした日本語版を作成し，高校生を対象に調査を実施している。一方，廣岡らは批判的思考能力を身につけ発揮したいと思うかという志向性に焦点を当て，「志向性尺度」を構成した(廣岡ら, 2000；廣岡ら, 2001)。

　これらの研究をふまえて，平山と楠見は，明確な主張や理由を求める「論理的思考への自覚」，開かれた心と柔軟性をもち，他者に耳を傾け理解しようとし，さまざまな情報や知識，選択肢を探す「探究心」，主観にとらわれず多面的，公平にものごとをみる「客観性」，信頼できる情報源を求め，証拠に依拠した立場をとる「証拠の重視」，という4つの下位尺度(計33項目，短縮版では12項目)を構成している(表1-1)(楠見・平山, 2013)。なお，一般市民1,500名の調査によると，4つの下位尺度の合計点は，高校卒業者に比べて大学・大学院修了者が高く，学校教育歴が長いほど高いことが見出されている(楠見・平山, 2013)。さらに，情報を鵜呑みにせずじっくり考える「熟慮」的態度が，「論理的思考への自覚」「探求心」「客観性」「証拠の重視」の土台となる。このような中心的な「態度」の他にも，クリティカルシンキングの「態度」にはより広範な内容が含まれており，これらを教育のなかで育むべき「心の習慣(habit of mind)」としてとらえることもできる。

　看護学の領域において重視されているクリティカルシンキングの態度(特性)について，

表 1-1　クリティカルシンキング態度尺度(短縮版)

論理的思考への自覚	＊議論の前提や用語の定義を正確にとらえて考えようとする ＊誰もが納得できるような論理的な説明をしようとする ＊他の人の考えを自分の言葉でまとめてみる
探究心	いろいろな考え方の人と接して多くのことを学びたい 生涯にわたり新しいことを学び続けたいと思う さまざまな文化について学びたいと思う
客観性	いつも偏りのない判断をしようとする 物事を決めるときには，客観的な態度を心がける 1つ2つの立場だけではなくできるだけ多くの立場から考えようとする
証拠の重視	結論をくだす場合には，確かな証拠があるかどうかにこだわる 判断をくだす際は，できるだけ多くの事実や証拠を調べる ＊行動をとるときは，はっきりとした根拠に基づくようにしている

注)本尺度は，33項目(平山・楠見，2004)を4因子各項目につき3項目にまとめた短縮版である。1因子性が高く，信頼性係数(Cronbachのα)は0.85であった。
冒頭に＊印が付いたものは，平山・楠見(2004)の字句を修正した項目
〔楠見孝，平山るみ．(2013)．食品リスク認知を支えるリスクリテラシーの構造：批判的思考と科学リテラシーに基づく検討．日本リスク研究学会誌，23(3)，165-172．をもとに作成〕

上記以外は第2章で詳述するが，なかでも「状況の変化に対する鋭敏さ，忍耐力やレジリエンス(精神的回復力)，直観，自信」は，Rubenfeld & Scheffer(2010)とAlfaro-LeFevre(1995/1996)が共通して挙げている内容である。

2　知識

図1-2(p.7)の右下に示す「知識・スキル」のうち，領域普遍のものは，クリティカルシンキングの4つのステップ(情報の明確化，推論の土台の検討，推論，行動決定)を支える汎用的な知識とスキルである。これらは看護以外の領域とも共通している。一方，領域固有といえるものは，看護領域の専門的知識とスキルであり，看護診断において不可欠なものである。これは，看護教育，そして看護の仕事の経験を通して獲得される(第2章2-5, p.56)。

クリティカルシンキングの育成：教育実践と測定

本章1節では，クリティカルシンキングとは何か，どのようなプロセスと構成要素から成り立っているのかについて説明した。ここでは，こうしたクリティカルシンキングの育成がなぜ大切なのか，そして，どのように育成するのか，実践例も含めて紹介する。さらに，クリティカルシンキングの測定の仕方についても述べる。

2-1 クリティカルシンキングの教育がなぜ必要か

まず，クリティカルシンキングの教育がなぜ大切なのかについて考えてみよう。

第1に，クリティカルシンキングを身につけることは，看護学を学ぶ学生として，そして，**看護師としての実践を行うために必要**である。とくに，看護師として，複雑な判断を日々行い，新しい状況に適応し，新しい知識やスキルを学習する際に，クリティカルシンキングを身につけることによって，よりよいパフォーマンスを発揮することができる。

第2に，クリティカルシンキングは，自己中心的思考や先入観にとらわれず，異なる立場の人の意見に耳を傾け，**協同して問題解決（コミュニケーションとコラボレーション）をすることを促進するから**である。これは，看護師の仕事が，患者や家族，他の医療スタッフなどとのコミュニケーションによって支えられているため，重要なことがらである。

第3に，クリティカルシンキングを身につけることは，**証拠に基づいて，考えを明確に，自信をもって発言（コミュニケーション）することの土台となる**。看護師として，同僚や患者，家族を説得する場面において，クリティカルシンキングに基づくコミュニケーションは，相手を動かす力をもつことになる。ときには，相手の間違いを正すことも必要ではあるが，論理や証拠だけではなく，相手の感情や価値観にも配慮したコミュニケーションが大切である。また，ミーティングや研究会においても，質の高いプレゼンテーションをしたり，レポートをまとめる土台となる力である。

第4は，看護の現場は，ストレスの多い職場であるが，クリティカルシンキングによって，否定的な考え方にとらわれないようになる。具体的には，自分の悩みに対して距離をおいて，客観的，合理的に分析して解決策を考えること，議論において，批判をされても，批判は議論に対するものととらえて，自分の人格に向けたものと受け取らないことなどがある。これらは，**ストレスにうまく対処するレジリエンス（精神的回復力）**につながる。

第5は，クリティカルシンキングはジェネリック（汎用）スキルであり，看護だけではなく，学習・研究，日常生活のさまざまな場面において，適切な判断と決定を支えている。**看護師であるとともに，よき市民として生きていくために必要な能力**である。

2-2 クリティカルシンキングの教育方法

クリティカルシンキングを教えることができるのか，さらに，教えることができるとしたら，どのようにすればうまく教えることができるかは，教員がまず考えなければならない問題である。

現在主流となっている考え方は，クリティカルシンキングを構成するスキルを教えることによって，学習者はクリティカルシンキングができるようになる，という考え方である。ここでは，クリティカルシンキングの教育は，クリティカルシンキングのなかのジェネリックスキルの教育であり，クリティカルシンキング能力のすぐれた者は多くのスキルをもつ

と考える。しかし，後述するように，汎用的な思考スキルだけを訓練するよりも，具体的場面での問題解決過程全体のなかで教えるほうが，学習効果が大きいことを複数の研究が示している。たとえば，看護教育を通してクリティカルシンキングを教えるほうが，クリティカルシンキングだけをトレーニングするよりも効果が大きい。また，専門教育前の教養教育において，ある特定の領域を事例として教えるときには，他の領域への転移（波及）を想定することが重要であることが示されている(Halpern, 1998)。

こうしたことをふまえて Halpern(2007)は，クリティカルシンキングの教育と学習の構成要素として以下の 4 つを挙げている。

i. 思考スキルを明示的に教示する訓練
ii. 意識的な思考や学習のためのクリティカルシンキング態度の育成
iii. 思考スキルが領域・文脈を越えて転移するように，問題構造に着目する学習活動
iv. 自分の思考プロセスをモニターするためのメタ認知能力（意識的な省察）の育成

こうした構成要素を組み込んだクリティカルシンキングの教育方法には，そのウェイトの置き方によって，大きく分けて次の 4 つのアプローチがある(Ennis, 1989)。

Ⓐ 汎用（general）アプローチ

第 1 の「汎用アプローチ」は，領域普遍的なクリティカルシンキングスキルについて，ライティング・リーディングなどの初年次教育や，論理学・倫理学などの教養教育の授業のなかで練習し，明示的に教える方法である。その後，各専門領域への転移をめざす。本章 事例 1-1(p.17)，および第 3 章 事例 3-1A(p.92)は，初年次の学生を対象とした，汎用アプローチによる教育の例である。

Ⓑ 導入（infusion）アプローチ

第 2 の「導入アプローチ」は，看護などの専門教育にクリティカルシンキングスキルの練習を導入するかたちで，明示的に教える方法である。本章 事例 1-2(p.19)は心理学教育の実践例，第 3 章 事例 3-2～3-4(p.101～111)は看護教育の実践例である。

Ⓒ 没入（immersion）アプローチ

第 3 の「没入アプローチ」は，学習者が専門内容に深く没入することを通して，明示的に教えなくてもクリティカルシンキングスキルを獲得することをめざす伝統的な教え方である。たとえば，ゼミやラボでの指導で行われていた方法である。しかし，この方法では，クリティカルシンキングを身につけることができる学生もいれば，身につけることのできない学生も出てくる。

Ⓓ 混合（mixed）アプローチ

第 4 の「混合アプローチ」は，汎用アプローチに，導入または没入アプローチを組み合わせる方法である。これは，没入アプローチに比べて，クリティカルシンキング能力をすべ

ての学習者に確実に身につけさせることができるという利点と，汎用性と専門性の両者を備えたスキルをめざすことができるという利点がある。

これらクリティカルシンキング教育の4つのアプローチの効果を比較するために，各アプローチの効果を検討した117の論文を集めて，その効果を統合的に検証するメタ分析を行った結果(Abrami, et al., 2008)，事前・事後の成績の向上を示す平均効果量($g+$)は，混合アプローチ($g+ = .94$)が最も大きく，導入アプローチ($g+ = .54$)と汎用アプローチ($g+ = .38$)は中程度，没入アプローチ($g+ = .09$)は小さかった。さらに，授業者に訓練をしたケース($g+ = 1.00$)の効果が大きく，協同学習を取り入れたケース($g+ = .41$)は取り入れていないケース($g+ = .31$)よりも効果が大きかった。

2-3 クリティカルシンキング育成のための学習活動

次に，各アプローチにおいて行われる具体的な学習活動として，ここでは看護教育を念頭におきながら次の6つを取り上げる(楠見，2010)。

A 文章の批判的読解

第1は，テキスト，新聞記事，論文などの批判的読解である。読解は情報収集の大きな部分を占め，クリティカルシンキングを働かせる必要がある。著者の主張する論理を明確化し，証拠の確からしさを検討し，推論・問題解決をするなどの図1-2の4つのステップが重要である。また，読解テストはクリティカルシンキング能力の評価にも利用されている。

事例1-1は，クリティカルシンキング育成のための導入教育の授業例である。この授業では，学生にはあらかじめテキストを読んで，ワークシートの問いに回答して授業に参加することを課している。ここでは，著者の主張をそのまま理解することだけが目標ではない。

予習ワークシートに記された問いかけ(自分の経験に当てはまるか，証拠となる事実は何かなど)をしながら批判的な読解をするように授業が設計されている。また，表1-2に示すように，授業の後半では論争的なテーマを取り上げている。このときに，新聞の記事や社説などを材料とするときは，対立意見に着目して，客観的証拠を分析的に読むことが大切である。

事例1-2は，専門教育において，批判的に学術論文を読む能力を育成するための授業例である。この授業においても，学生にはあらかじめ論文を読んで，ワークシートの問いに記入して授業に参加することを課している。ここでは，論文を正確に理解することだけが目標ではなく，問題設定，研究手法，分析法，データの解釈などに照らして，批判的に読解する力を身につけることを重視している。そこで，表1-4に示すように，心理学の論文の批判的読解を促進するためのチェックリストをワークシートとして使用している(楠見ら，2006)。

こうした学習活動によって，授業回数を重ねるごとに批判的読解の得点が上昇することを，図1-5は示している。なお，看護教育における新聞記事を用いた教育は，第3章，事例3-1Bの展開例1-3(p.98〜101)で紹介されている。

事例 1-1　クリティカルシンキング育成の初年次ゼミの授業例
（楠見ら，2012，研究1）

授業名：初年次学生対象のポケットゼミ『批判的思考力を高める』（半期科目）
受講者：国立大学法学部・文学部・経済学部・教育学部・工学部1年生20名
授業の目的と全体構成：ジェネリックスキルとしてのクリティカルシンキング育成のための1年生を対象とした入門セミナーである。前期13回，1回90分の授業であった。第1，2回において事前テスト（クリティカルシンキングの態度尺度・課題），第13回において事後テストと授業効果の自己評価を実施した。テキストは，第2〜6回は心理学分野の『クリティカルシンキング』(Zechmeister & Johnson/宮元ら訳，1992/1996-1997)の1〜6章，第7〜9回は論理学分野の『論理トレーニング』(野矢，1997)の5，9，11章，第10〜12回は科学リテラシー分野の『クリティカルシンキング：不思議現象編』(Schick & Vaughn/菊池・新田訳，1999/2004)の7〜9章を用いた（表1-2）。
毎回の授業の進め方：毎回の授業は大きく6つの活動に分かれた。授業者とティーチングアシスタント(TA)2名は，授業全体において，進行と時間管理を行うとともに，学習者の活動をモニターし，必要に応じて質問を行うなどのファシリテータの役割を担当した。
①学習者は予習ワークシートの下記の問いについて授業前に記入をしてきた。

> (a)テキストで書かれていることに，自分の経験のどこが当てはまるか，当てはまらないか
> (b)テキストで書かれていることは，討論テーマにどのように活用できるか
> (c)討論で自分が取る立場は賛成側か反対側か，主張したい意見は何か
> (d)論拠となる事実（証拠）は何か

予習シートは，批判的思考のスキルの構成要素（図1-2）に基づいて設計されており，(a)は自分自身の問題と結びつけ，明確化を行うこと，(b)は，推論するとともに，社会問題などの討論課題に転移させること，(c)明確化と推論（とくに価値判断）と意思決定，(d)は推論の根拠および推論に対応する。また，(a)は日常生活への転移をめざしたものである。
②担当者（学習者2名）がテキストの担当章を紹介した（45分）。授業者は，学習者に対して，わかりやすく発表すること，本に書いてあることだけでなく，自分の身近な例なども紹介するように求めた。

表 1-2　クリティカルシンキング育成の初年次ゼミの各回のテーマ

回	月日	テーマ	テキスト	討論テーマ
1	4月18日	はじめに：批判的思考とは	Z1章	いつも批判的思考をすることはよいことか
2	4月25日	ものごとの原因について考える	Z2章	学力低下の原因はゆとり教育か
3	5月2日	他人の行動を説明する	Z3章	血液型で人の性格は説明できるか
4	5月9日	自分自身を省察する	Z4章	自分自身を理解することは可能か
5	5月16日	信念を分析する	Z5章	批判的思考によって信念にとらわれないようになれるか
6	5月23日	自分は何を知っているかを知る	Z6章	知識をふやせば正しい判断ができるようになれるか
7	5月30日	論証の評価	N5章	天皇制は必要か
8	6月6日	批判への視点	N11章	死刑制度は廃止すべきか
9	6月13日	良い議論をする	N9章	批判的思考をすれば相手を説得できるか
10	6月20日	科学とそのまがいものたち	S7章	科学によって人類の問題は解決できるか
11	6月27日	奇跡の治癒	S8章	民間療法は有益か
12	7月4日	超常現象	S9章	超常現象は存在するか
13	7月11日	まとめ：賢い学習者，良き市民とは		いつも批判的思考をすることはよいことか

注）テキストはZ：Zechmeister & Johnson/宮元ら（訳）．（1992/1996-1997），N：野矢（1997），S：Schick & Vaughn/菊池・新田（訳）．（1994/2004）の各章を示す。

　なお，楠見ら（2012a, 2012b）の研究2の実践では，この部分にジグソー（Jigsaw）法を取り入れ，学習者は2名1組となって，章の前半部と後半部で話し手と聞き手が交替し，相互に説明した。授業者は，話し手の学習者に対し，書籍に書いてあることだけでなく，自分の身近な例なども紹介するように，聞き手は適宜明確化の質問をするように指示した。

③指定討論者（学習者2名）が討論テーマ（表1-2，最右列）の賛成側，反対側にそれぞれ立ち，発表を行った（10分）。討論テーマは，学習者が将来専門として学ぶ，教育学，心理学，法学などにかかわる問題や社会生活場面で直面する問題から設定した。授業者は学習者に対し，テーマに関連する資料（証拠）を調べ，それに基づいて討論の論点を紹介するよう求めた。

④グループ討論：学習者6〜7名＋TA1名の小グループにおいて，討論テーマを議論した（25分）。グループメンバーは毎回異なるように，司会は毎回違う学習者が担当するように，授業者が指定した。授業者は各グループを巡回して，議論の進行をモニターした。なお，討論テーマについては，各自予習を行い，ワークシートに論点や重要な証拠をまとめてくることを求めた。討論にあたっては，表1-3の討論参加態度尺度の項目（例：証拠や事実に基づいて議論を展開したか）に関して自覚的になるように指導し，授業の最後に自己評価を行うよう指示した（図1-6, p.22）。

表 1-3　討論参加態度尺度

i. 議論を通して問題を明確に理解できたか（理解）
ii. 自分の議論は客観的・論理的だったか（客観・論理）
iii. 証拠や事実に基づいて議論を展開していたか（証拠重視）
iv. 多面的に議論を検証していたか（多面性）
v. 他人の意見を聞き入れ，それを展開させていたか（他者）
vi. 自分の発言量のバランスは取れていたか（バランス）
vii. 積極的にディスカッションに参加していたか（積極性）
viii. グループ全体の話を方向づけていたか（方向付け）

注1) 5件法：全くできていなかった(1)～かなりよくできていた(5)
注2) (i)は図1-2で示す明確化で武田ら(2006)に新たに加えた項目，(ii)は推論，(iii)と(iv)は推論の土台の検討にかかわる項目である。また，(v)と(vi)は他者の意見を取り込んで展開する協力的な批判的思考にかかわる項目である。
〔武田明典, 平山るみ, 楠見孝. (2006). 大学初年次教育におけるグループ学習と討論：クリティカル・シンキング育成の試み. 筑波大学学校教育学会誌, 13, 1-15. を改変, 楠見孝, 平山るみ, 田中優子. (2012). 批判的思考力を育成する大学初年次教育の実践と評価. 認知科学, 19(1), 69-82.〕

主な結果：クリティカルシンキング態度の4つの下位尺度(平山・楠見, 2004)の平均評定値とその合計の事後−事前変化を，対応のあるt検定で検討した。その結果「論理的思考への自覚」「客観性」尺度と4尺度合計得点において有意な上昇があった。

事例 1-2　クリティカルシンキング育成の専門ゼミの授業例
（楠見ら，2006）

授業名：教育学部教育心理学系3年生対象の専門科目『教育心理学コロキウムI』（半期科目）

受講者：国立大学教育学部教育心理学系3年生28名

授業の目的と全体構成：教育心理学を専攻する3年生全員を対象としたセミナーである。教育心理学の最新の英語論文を読み，報告・討論することを通して，各自が認知心理学の理論的，方法論的問題に関する理解を深め，専門英語論文の読解能力，クリティカルシンキング能力の育成を目標とした。前期12回，1回90分の授業であった。第1, 2回には，心理学分野の英語学術論文の構造と，クリティカルな読み方，レジメの作り方，論文検索の仕方などについて解説した。第3回からは，認知心理学の各テーマ（言語，記憶，思考など）に関する心理学専門雑誌（『Psychonomic Bulletin & Review』など）の英語論文を取り上げ，3名グループで内容を紹介した。第1回と最終回には，クリティカルシンキングの態度と能力の自己評価などの質問紙を実施した。

毎回の授業の進め方：

①ワークシートによる予習（約2時間）：論文を各自が読み，Meltzoff/中沢（監訳）(1998/2005)に基づく批判的読解のためのワークシート（表1-4）に記入して持参する。

②教員が論文のポイントを解説する（5分）。

③学生が3人グループでパワーポイントを使って発表する。背景や用語の説明，問題点の指摘，関連論文の紹介なども行う。適宜，教員が発表者や出席者にワークシートの項目に関連した質問をする（70分）。

④クラス全員で疑問点や気づいた点について，ディスカッションする（10分）。

⑤ワークシートに修正を加えて提出する（5分）。

表1-4　心理学論文の批判的読解のためのチェックリスト（11項目）

i.	研究上の問いは何か
ii.	キーワードの定義は
iii.	独立変数は何か，適切か
iv.	従属変数は何か，適切な測度か
v.	条件は統制されているか
vi.	参加者の選択，割り当て，人数は適切か
vii.	実験の要因計画は適切か
viii.	分析法は適切か
ix.	結果は正しく解釈，考察されているか
x.	倫理的に問題はないか
xi.	あなたならどのようにこの研究を改善し，研究するか

〔Meltzoff, J./中沢潤（監訳）. (1998/2005). クリティカルシンキング（研究論文篇）. 北大路書房. に基づいて作成. 楠見孝, 田中優子, 常深浩平. (2006). 批判的思考力を育成する心理学専門教育の実践と評価. 日本認知心理学会第4回大会表論文集, 12.〕

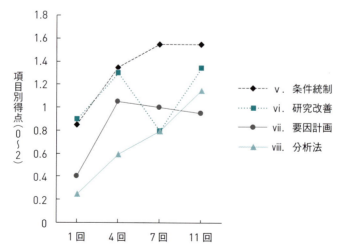

図1-5　クリティカルシンキングの専門教育における批判的読解得点（0～2点）の授業回数による変化

項目は表1-4のv, xi, vii, viii参照

〔楠見孝, 田中優子, 常深浩平. (2006). 批判的思考力を育成する心理学専門教育の実践と評価. 日本認知心理学会第4回大会表論文集, 12.〕

主な結果：批判的読解のためのワークシートに関しては，11項目を0～2点で採点した。採点基準は完全回答が2点，部分回答1点，不正解・無回答は0点であった。図1-5に主な項目の得点変化を示す。授業回数によって，項目得点は上昇する傾向がみられた。

Ⓑ 専門領域に関連した映像資料の視聴

第2は，看護にかかわるビデオ，テレビ，映画などの視聴である。メディアを解読する能力(メディアリテラシー)は，市民リテラシーを育てる教育として，小学・中学・高校の教育でも一部導入されている。とくに，看護教育で導入する場合には，看護現場にかかわる生命倫理，ヒューマンエラーなどの問題に焦点を当て，討論と組み合わせ，問題解決力，意思決定力などを育成することが重要である。ビデオなどの視聴は受動的になりがちなので，個人の内省だけでなく，対話や討論によるアクティブ・ラーニングが重要である。また，ビデオ作品を全部見せるよりも大事な部分に絞り，討論時間をとることが大切である。

Ⓒ 討論

第3は，討論である。ⒶやⒷで述べた新聞記事や学術論文の読解やビデオの視聴の後に討論をすることは，自他の考えを比較することによって多面的に考え，自分の考えを省察することを促進する。さらに，協同的な場面でのクリティカルシンキングのスキル，能動的傾聴スキルを含むコミュニケーションスキルを育成することになる。クリティカルシンキングを高める討論をするには，教員による有意義な問題提起と，学生の反応を引き出す工夫が必要である。具体的には下記の方法が考えられる。

i. クラス討論の形で，講義形式の授業の後半部分で自由討論
ii. 代表者数名が異なる観点から，個人発表をした後で，全体討論
iii. グループ討論をしたうえで，全体討論
iv. 看護の場合はとくに，ペーパーペイシェントを使ったケース分析

討論においては，あらかじめテーマをシラバスに掲載しておき，討論の準備をさせる，クラスを6～8名の小グループに分割する，討論のリーダーを固定せずに毎回順番に割り当てるなど，討論を活発化する工夫がある。また，ジグソー法を用いて教材を分割し，教師役と生徒役を交互に行うこと，賛成・反対の立場を割り当て，ディベート形式で，立論や議論のプロセスを一定の規則に基づいて行うこと，毎回自らの討論の態度を振り返って評価させることも有用である。

図1-6は，クリティカルシンキング育成の初年次教育(事例1-1)において，毎時間，あらかじめ出題したテーマ(例：民間療法は有益か)について，賛否それぞれの点から，担当者が発表した後でグループ討論を行い，討論の参加態度に関する自己評価を求めた際の平均値である(楠見ら，2012)。学生の自己評価は，とくに，クリティカルシンキングにおいて

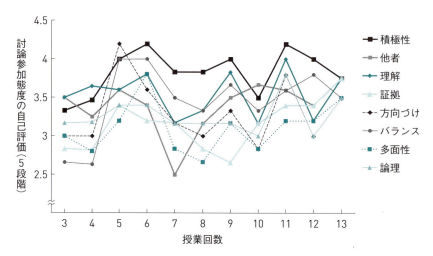

図 1-6 　クリティカルシンキングの初年次ゼミにおける討論参加態度の自己評価（5点尺度）の授業回数による変化
授業は事例 1-1，項目は表 1-3 参照
〔楠見孝，平山るみ，田中優子.（2012）．批判的思考力を育成する大学初年次教育の実践と評価. 認知科学, 19(1), 69-82.〕

重要な討論態度である証拠や事実に基づいて議論を展開したか（証拠），多面的に議論を検証したか（多面性）の項目について，2，3 回目に比べ，後半，とくに 11 回以降で上昇していた。

D 書くことによる思考力，自己表現力，創造性の育成

第 4 は，書くこと，レポートや論文の作成によって，論理的で分析的な思考と自己表現力，創造性を育成する活動である。初年次における論理的に書く力を通した育成については，第 3 章 事例 3-1B の展開例 3(p.100)で紹介されている。

専門教育における実習レポート，卒業論文，修士・博士論文の作成は，研究リテラシーを支えるクリティカルシンキング能力を育成するうえで重要な意味をもっている。レポートや論文の作成指導では，経験の振り返りや，複数の立場に立った論理や主張について熟考することを方向づけることが大切である。さらに，レポートを宿題あるいは課題として出題し，教員やティーチングアシスタント（TA）が添削し，フィードバックすることが大切である。教員による採点ができないときは，学習者に，観点や採点基準（ルーブリック）を示したうえで，学習者同士の相互採点や批評を行うことも有効である。

E グループ活動

第 5 は，グループ活動である。近年アクティブ・ラーニングにおいて重視されるプロジェクトベース学習（PBL：Project Based Learning）はその一例である。PBL では，目標を設定して，4〜6 名程度のグループで共同作業を進める学習によって，コミュニケーションスキルに加えて，問題解決や意思決定，創造のスキルの育成をめざしている。これは，将来，職場で必要とされる実践的能力とも結びつく。看護教育における討論を通した育成については，第 3 章 事例 3-2(p.101)で紹介されている。

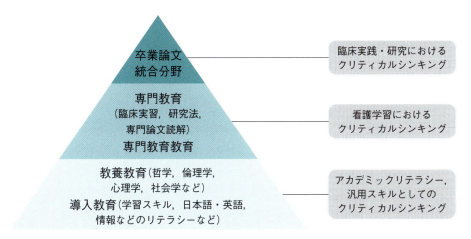

図1-7　クリティカルシンキングを育成する体系的看護教育の例

F シミュレーション学習

　第6は，シミュレーション学習である。模擬経験を通して，スキルや知識を能動的に学習するための学習法であり，看護の専門教育では数多く行われている。クリティカルシンキングの育成にかかわるのは，手技などのスキル獲得の側面ではなく，架空状況における個人または共同問題解決によって，問題解決能力や意思決定能力，対人関係能力などの実践的能力を獲得する側面である。ここでは，初学者はうまくいかないことがあっても，振り返り（リフレクション）によって，失敗から学び，改善に結びつけることが大切である。また，シミュレーション学習には，現実場面に近い状況での訓練の他にも，思考にかかわる特定スキル訓練として，合意形成の技法，ブレインストーミングやKJ法などの創造技法などもある。

　AからFで述べたクリティカルシンキング教育に共通する特徴は，教員による一方向的な講義形式の教育ではなく，学生による能動的学習（アクティブ・ラーニング）への参加のウェイトが大きいことである。学生同士の相互作用を高める討論，グループ活動などでは，自他の思考を振り返り，コミュニケーションや協働問題解決を伴うなど深い学び（ディープ・ラーニング）が行われることになる。

　加えて，これらの方法を用いたクリティカルシンキング教育において重要なことは，大学初年次から専門教育までの体系性である。図1-7に示すように，クリティカルシンキング能力を育成する教育体系は次の3つの段階に大きく分けられる。

- 初年次の導入教育では，大学で学ぶためのアカデミックリテラシー教育として，ライティングやプレゼンテーション，情報の活用などの指導において，汎用的なクリティカルシンキングスキルを明示的に教えるプラクティスを入れ，各自のスキルの定着をめざすことが目標となる。そこでは，学習者間のインタラクションをうながすような問いと説明，発表，グループやクラスでの討論の場面をつくることが重要である（e.g., 楠見ら，2012）。

さらに教養教育では，哲学，倫理学，心理学，社会学，科学技術社会論などの授業において，思想や理論，データ，現実社会の諸問題を通して，汎用的なクリティカルシンキングスキルや態度を育成し，倫理的判断や，心や社会，科学などの領域に適用できるようにすることである。

- 看護の専門教育では，看護の理論を学び，実習を通して，アセスメント・看護診断のプロセスにおいてクリティカルシンキングがどのように働くのかを学ぶこと，看護の研究法を学び，専門論文の読み方を学ぶことを通して，信頼性の高いデータの取り方，評価の仕方を学ぶことが大切である。
- 最終学年における教育としては，これまでに学んだ理論と実践を統合して，クリティカルシンキングを発揮することが求められる統合分野の科目がある。さらに，データに基づいて問題を解決し，論理を組み立て，論文を書く卒業研究がある。これらの教育は，学生が実践場面で活用できるクリティカルシンキングを身につけ，生涯を通して成長する看護師になるために重要である。

上記のような看護教育の各段階におけるクリティカルシンキング教育のカリキュラムモデルは，第3章2節(p.81)で紹介されている。

2-4 クリティカルシンキングの評価

1 クリティカルシンキングの評価の目的

クリティカルシンキングを評価する目的は，大きく4つある(楠見，2015b，および第3章図3-1, p.83)。

第1は，**教員による学習者の現状把握のための評価**である。近年は入試方式が多様になっているため，入学時の学生の能力把握は，教員が指導計画を立てるうえでとくに重要である。

第2は，**教員による学生へのフィードバックのための評価，学生自身による自己チェックや動機づけのための評価**である。ここでは，学生が今後の学習を進めるために，単に得点だけではなく，ウィークポイントがわかる評価，経時的な評価により学習の進捗がわかる評価が有用である。

第3は，**教員による授業実践の評価**である。クリティカルシンキングを育成する教育実践へのフィードバックのために効果を測定し，教員が授業の評価や改善に用いる。これは，教員が自分の教育実践に即した自作テストを行うことによって測定できる。また，大規模データによって標準化されたテストを用いることで，他の教育実践との比較も可能になる。

第4は，**大学教育のアウトカム(学修成果)評価**のための測定である。これは，大学が教育の効果を把握することで，大学の教育システムや教育プログラム全体を評価し，改善に役立てることが目的となる。

いずれにおいても，標準化されたテストをくり返し実施することで，授業前-授業後や入学時-卒業時の比較，他の学生との比較や大きな集団のなかでの自分の成績の位置づけ，異なる年度，学部・大学間の比較などが可能である。

米国には，後述する大学修業評価（CLA+：Collegiate Learning Assessment）など，主にアウトカム評価のためのテストとして発達した複数のテストがある。これらは学士号，GPA（grade point average）に代わる就業能力の指標として，学生が企業に提出する証明書の発行が行われている（楠見，2014b）。

2 クリティカルシンキングの評価の形式

A 問題形式による区分

クリティカルシンキングの評価は，テスト問題の形式によって多肢選択テストと記述式テストに大きく分けることができる（楠見，2011）。

多肢選択式テストとしては，古くから使われている2つのテストがある。Watson-Glaserクリティカルシンキングテストの内容は，帰納，前提の同定，演繹，解釈，議論の評価に分かれる（図1-8）（久原ら，1983；Watson & Glaser, 1980）。Ennis（1989）の理論に基づくCornell批判的思考テスト・レベルZ（大学生対象）の内容には，演繹，信頼性評価，予測，実験計画，誤謬，演繹，仮説同定，用語定義などがあり，図1-2で取り上げた批判的思考のプロセスを支えるスキルを測定している（Ennis & Millman, 1985；平山ら，2010）。

なお，欧米では，大学や大学院進学のための共通テストにおいても，クリティカルシンキングは汎用スキル（ジェネリックスキル）の1つとして大規模テストに含められている。たとえば，米国においては，大学進学のための適性検査SAT（Scholastic Assessment Test）の推論テスト（Reasoning Test）における批判的読解（Critical Reading），ETS（Educational Testing Service）の大学院進学のためのGRE®（Graduate Record Examination）における一般科目（General Test）に含まれる分析作文（analytical writing）セクションがある（ETS, 2017）。

Watson-Glaserクリティカルシンキングテストと他のテストの相関は，表1-5に示す通りである。SAT（言語）との相関は，SAT（数学）との相関よりも高いこと，看護師資格認定試験の成績やWechsler知能検査（言語）との相関があることから，言語を土台としたジェネリックスキルを測定していることがわかる。なお，大学の成績の指標であるGPAとの相関には幅がある。また，ここには記載していないが，性格検査との相関は見出されなかった（Watson & Glaser, 2002）。

記述式テストでは，ある材料（テキスト・図表など）に基づいて，議論を構築させたり，批評・評価，現実的な問題解決などに関して記述をさせたりする。そして，議論の構成，証拠の信頼性検証と正確な解釈，他の可能性の吟味，一般化などの多角的な観点から評価する。これらはクリティカルシンキング能力を現実場面に近い総合的能力の発揮としてとらえようとするパフォーマンス評価（松下，2012）に基づいている。

前述の大学修業評価（CLA+）は，多肢選択テストと記述式テストを組み合わせたテストである。テストは，コンピュータを用いて，オンラインで実施される。択一式セクション

> このテストは，Watson-Glaser Critical Thinking Appraisal の5つの下位テストのうち，推論(inference)のテストを翻訳した日本版である。4つの大設問，20項目が2セットある。
> 以下は，教示と例題の一部である。
> 　（略）
> 　このテストは，ある事実の記述に対して人がどのように考えるかを調べるものです。下記の枠内の文章は，事実を述べています。枠内の内容は正しいと考えてください。この事実の記述のあとに，可能だと思われる推論がいくつか並んでいます。つまり，記述された事実から，ある人はこう結論するだろうと思われるようなことが書いてあります。それぞれの推論を別々に検討して，正しいか誤りか，また，その程度を判定してください。推論についての判定規準は，次の通りです。
>
> [判定規準：選択肢の説明]
> ・**真**：推論がまったく正しいと思われる場合
> ・**たぶん正しい**：記述した事実から見て，推論はたぶん正しい，つまり，5割以上の確かさで正しいと思われるが，"真"とはいえないとき
> ・**材料不足**：判断の材料が不十分と思われるとき
> ・**たぶん誤り**：記述された事実から見て，推論はたぶん誤っている，つまり，5割以上の確かさで誤っていると思われるが，"偽"とはいえないとき
> ・**偽**：推論がまったく誤りだと思われるとき。記述された事実から必然的に出てくる推論と矛盾する場合
>
> それぞれの推論について，この規準のなかでもっとも適当だと思った選択肢を[　　]に入れてください。
>
> > 東海地方の200人の高校生が，先ごろ週末を利用して，ある都市で開かれた討論会に自発的に参加した。この会では人種問題と，恒久的な世界平和を達成する方法という2つの問題が，今日の世界で最も重要な問題として生徒たちによって選び出され，討議された。
>
> **推論**
> 1. この大会に参加した生徒は，全体的にみて，人道主義や社会問題に対して深い関心をもっていた。　　　　　　　　　　　　　　　　　　　　　　　　　　　　　　　[　　　　　]
> 2. この大会に参加した生徒は，全体的にみて，人道主義や社会問題に対して深い関心をもっていない。　　　　　　　　　　　　　　　　　　　　　　　　　　　　　　　[　　　　　]
> 3. 東海地方の高校生は，全体的にみて，人道主義や社会問題に対して深い関心をもっている。[　　　　　]
> 4. この大会に参加した生徒のうち，何人かは，人種問題と世界平和達成の方法を討論するのは重要なことだと考えた。　　　　　　　　　　　　　　　　　　　　　　　　　[　　　　　]
> 5. この大会に参加した生徒はだれも，人道主義と世界平和達成の方法を討論することは重要なことだとは考えなかった。　　　　　　　　　　　　　　　　　　　　　　　[　　　　　]
>
> 正答：　1：たぶん正しい　2：たぶん誤り　3：材料不足　4：真　5：偽

図 1-8　Watson-Glaser Critical Thinking Appraisal 日本版（「推論」の一部を抜粋）
〔久原恵子，井上尚美，波多野誼余夫.（1983）. 批判的思考力とその測定. 読書科学, 27(4), 131-142. をもとに改変〕

(30分)は，科学的・数量的推論(10問)，批判的読解と評価(10問)，論証への批判(5問)に分かれる。記述式のパフォーマンス課題(60分)は，現実世界の問題(例：運転手の携帯電話による交通事故)が提示され，提示された多様な6〜12編の資料(新聞記事，ブログ，学術論文要約，統計データ，電子メールなど)から，適切な資料を用いて，主張の評価，議論の構築，結論の導出や意思決定をして論述するものである。論述に制限字数はない。この問題では，どの分野を専攻する学生でも解けるように，解答に必要な資料が提示され，それに基づいて解答する。また，提示資料以外の情報(知識)を用いて解答しても得点への加算はない。これらの課題によって，クリティカルシンキング能力，分析的推論能力，問

表1-5 Watson-Glaser クリティカルシンキングテストと他のテストとの相関係数

テスト	相関係数
米国進学適性検査(SAT)：言語	0.45〜0.69
米国進学適性検査(SAT)：数学	0.29〜0.48
Wechsler式知能検査成人用：言語	0.55
Wechsler式知能検査成人用：動作	0.02
ミラー類推テスト(Form H)	0.55
米国大学でのGPAとの相関	0.12〜0.50
看護師資格認定試験の成績(NCLEX)	0.42〜0.50

〔Watson, G. & Glaser, E. M.(2002). Watson-Glaser critical thinking appraisal. UK edition. London, UK : The Psychological Corporation をもとに作成〕

題解決力，ライティングコミュニケーション能力，科学的・数量的推論能力を測定することをめざしている。CLA+以外の学習アウトカムの代表的なテストには，米国ETSのProficiency Profileがある。これは4つのコアスキル(クリティカルシンキング，読解，ライティング，数学能力)を測定する択一式，計108問，2時間のテストである(ETS, 2017；楠見, 2014b)。

そのほか，行動評価として，ディスカッション，プレゼンテーション，看護などの場面におけるクリティカルシンキング能力を評価することもある。これらによって，現実場面に近いパフォーマンスの評価ができる。

B 評価者による区分

クリティカルシンキングの評価者による区分としては，教員による評価，自己評価，学生同士の相互評価がある。テストや行動以外の評価対象としては，ワークシート，提出課題，レポートなどを評価したり，ポートフォリオ(学習記録)の形で長期間の学習履歴を振り返ることが有用である。また，自己評価の質問紙は，クリティカルシンキング態度(平山・楠見, 2004, 短縮版は楠見・平山, 2013, 表1-1, p.13)，学習場面でのクリティカルシンキング態度(楠見ら, 2016)，討論参加態度(武田ら, 2006；楠見ら, 2012, 表1-3, p.19)などがある。これらは，その得点変化だけでなく，事前・事後で評定を比べて振り返りを行うことが大切である。とくに，クリティカルシンキング態度は，クリティカルシンキングの学習によって，自分がクリティカルシンキングをできていないことに気づき，自己評価が厳しくなることがある。また，客観テストの評価と能力の自己評価が一致しないこともある。これらは振り返りによって，事前・事後における自己評定の根拠の違いや変化した側面は何かなどに気づくことが大切である。

評価のための自作課題の作成方法

クリティカルシンキングの課題による評価には限界がある。それは，評価の際には，文

脈から切り離されたある側面に焦点化している点にある。したがって，多面的多角的評価，そして教育目標を規準とした評価，看護の文脈とした評価を考えることが大切である。そのため，新たな評価課題を作る場合には，看護教育の目標として，どのようなクリティカルシンキングのスキルや知識の獲得をめざすのかを明確化することが必要である。

質のよい課題として，西岡(2008)の挙げる条件を，クリティカルシンキング課題に適応したものが，次の5つである。

- 妥当性：測りたいクリティカルシンキング能力に対応しているか
- クリティカルシンキングの本質的理解，永続的理解に対応しているか
- 真正性：現実的なクリティカルシンキング課題か，現実の看護場面で試されるクリティカルシンキングの能力に対応しているか
- 関連性：学習者にとって，身近で，やる気を起こさせるクリティカルシンキング課題か
- 準備状態：学習者が背伸びをすれば手が届く難度のクリティカルシンキング課題か（ストレッチ課題）

さらに，評価課題の作り方について，西岡(2008)が逆向き設計論に基づき挙げている方法を，クリティカルシンキング課題へと適応したものが，以下の4つである。

第1は，**教育目標としてのクリティカルシンキングのスキルや知識を明確化すること**である。すなわち，授業の修了時をイメージし，求められている結果を明確にすること，授業科目や教育内容の中核にある重点目標を明確にすること，そして，測れるものよりも価値あるものを評価することである。ここで大事なことは，そのスキルや知識があれば，どのような行動，成果（パフォーマンス）があらわれるか，何がスキルや知識をもっている証拠となるかを推論することである。たとえば，「明確化」のスキルをもっていれば，「曖昧な語があれば，質問する」といった行動や，「曖昧な語は，文章内で定義をする」といった成果があらわれ，逆にこうした行動や成果を発揮する人は，「明確化」のスキルをもっていると考えられる。

第2は，**クリティカルシンキングの本質的な問いを明確化すること**である。本質的な問いには，方法論の問いがある。たとえば，「情報の信頼性を確認するには，どのようにすればよいか」は本質的な問いである。一方，「○○は信頼できる情報源か」は本質的でない問いである。また，概念理解の問いは本質的な問いである。看護の例を挙げれば，「ナイチンゲールによって看護の理論はどのように変わったか，看護を変えたのは何か」は本質的な問いである。一方，「ナイチンゲールが生まれた年は」は本質的な問いではない。

第3は，**クリティカルシンキングの本質的な問いに対して，どのようなレベルの答えに達してほしいか**である。クリティカルシンキングの原理や一般化について永続的に理解してほしいことは何か，を明らかにすることである。これは，学校のなかだけで役立つスキルや知識ではなく，社会に出てからも身につけておいてほしい，ジェネリック（汎用的）で転移可能なスキルや知識である。たとえば，「信頼できる情報源の探し方」は，社会に出てからも役立つスキルである。

第4は，**クリティカルシンキングの行動があらわれる課題，看護の状況や文脈を設定したシナリオをつくること**である。

　ここで，パフォーマンス評価を用いた，学生がクリティカルシンキングの知識やスキルを総合的に使いこなしているかを評価するための真正の(現実的な)課題の1例を挙げる。

　教育目標は，「患者と援助関係を構築するためにクリティカルシンキングを働かせることができる」とする。課題は次の通りである。

> 　糖尿病で教育入院をしている患者Aさんの部屋に入室したら，くず箱にお菓子の袋が入っていた。このような場合のクリティカルシンキングを働かせた対応を，順を追って根拠を示しながら記述しなさい(演じなさい)。

〔池西靜江, 石束佳子. (2015). 看護教育へようこそ(p.16). 医学書院. をもとに作成〕

　ここでの評価の規準としては，(a)患者を尊重し，話に耳を傾け，患者の気持ちや考えを明確化できたか，(b)患者に対して，根拠に基づく説明をして理解してもらえたか，(c)患者の適切な行動決定を支援できたかなどが考えられる。

　本節では，学生のクリティカルシンキングをいかに育み，評価するかについて述べた。続く3節では，学生が社会にでてから，職場での経験を積み重ねて，どのように成長するのかについて述べる。

003 実践知の獲得を支えるクリティカルシンキング

3-1 仕事の熟達化による高度なクリティカルシンキング

　熟達化とは，**経験による高次のスキルや知識の獲得**のことである。看護師は熟達化によって，すばやく，正確な遂行ができるようになる。この段階では，手続き化されたスキル(技能)は自動化しているとともに，構造化された，原理に基づく領域的な知識をもっている。したがって，熟達化の進行によって適切に状況をモニターし，自己調整によって柔軟な行動ができるようになってくる。このことが，熟達者による現場における高度なクリティカルシンキングの発揮に影響を及ぼしている。

　仕事の熟達者には，次の特徴がある(Chi, 2006 ; Dreyfus & Dreyfus, 1986 ; 楠見, 2012a ; Ross, et al., 2006)。

第1に，実践知，すなわち，仕事に関する詳細な知識やスキルをもっている。とくに，暗黙知という言語化，意識化されにくい，本には書かれていないような経験知をたくさんもっている。したがって，問題状況を適切に分析し，最適な方略を選択できる。

　第2に，スキルが自動化して，正確で素早く実行でき，高いレベルの仕事を実行できる。熟達者は初心者が時間のかかることを迅速に行うことができる。とくに，日々行うルーチンワークについては，多くの自動化されたスキルのレパートリーをもち，初心者が時間のかかることを，うまく行うコツ(暗黙知)を知っている。たとえば，熟達した看護師は，患者の採血を迅速に行うことができる。

　第3に，状況全体をみたときに，重要な特徴(異常，問題点など)に気づき(検出)，それが何であるかを認識できるスキルと知識をもつ。これは，典型的な状況や，そのなかでの事象の時間的結びつきに関する多くのパターンの知識をもっているからである。熟達した看護師は，気になる患者からのナースコールの瞬間に，予想されることを推論して，何が起きたのかを瞬時に判断することができる(勝原，2012)。

　第4に，不測の事態に対応できる。通常の業務では，熟達者とそうでない者の差はわからない。しかし，突発的なトラブルが起こったりしたときに，熟達者は，不確実性に対応できる方略をもっているため，うまく対応できる。これは，短い時間と労力で効率的に状況を動かすレバレッジポイント(梃子となるポイント)をうまく知っていて，それを使って状況を変えていくことができるからでもある。

　第5に，相手の気持ちを的確に察することができる。患者や部下がうまく言葉にできないようなことをもっているとしても，うまく気持ちを察して，あるいは，個々の状況を察して，的確なアドバイスができる。

　第6には，メタ認知により，正確な自己モニタリングやリフレクション(省察)によって，自分の状態や失敗を把握でき，適切な自己調整，修正ができる。また，自分の長所や短所・限界を認識していることである。

　以上のように，熟達者は，領域固有知識(図1-2右下，p.7)である実践知を豊富にもつことにより，明確化や推論の土台の検討，推論のステップにおいて高度で迅速な認知処理が行われ，クリティカルシンキングに基づく高度な意思決定や問題解決が可能になっている。さらに，メタ認知の精度が高いことで，クリティカルシンキングのモニターとコントロールを的確に行うことができ，高いパフォーマンスが発揮される。

3-2　熟達化のプロセス

　人が学校を卒業して，職場に入り，仕事上での熟達者になるには，通常10年以上の長期的な経験からの学習が必要である。本章3-3(p.33)でくわしく述べるが，Ericsson(1996)は，仕事だけでなく，スポーツや芸術のなどさまざまな領域を調べて，人が熟達者になるには，およそ10年以上の学習が必要であるとして「10年ルール」を提唱している。仮に週に40時間を働くとすると，10年でおよそ20,000時間が知識やスキルの獲得のために必要，と

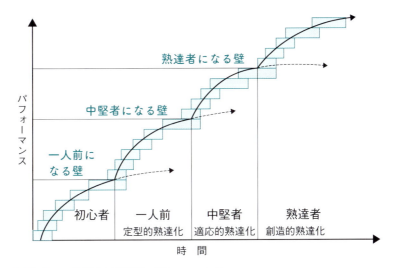

図 1-9　熟達化の段階とパフォーマンス
グラフ上の四角（□）は熟慮された練習などの質の高い経験によって，ある段階のスキルや知識が獲得されることを示す。
〔楠見孝．（2012b）．実践知の獲得．金井壽宏，楠見孝（編），実践知：エキスパートの知性（p.38），有斐閣．図 2-1 に加筆〕

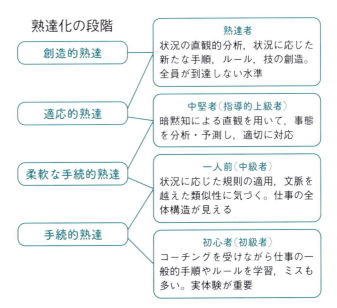

図 1-10　熟達化の 4 段階

いう計算になる。

　熟達化は，図 1-9 で示すように，横軸が時間軸，縦軸がパフォーマンスのグラフで考えることができる。熟達化の各段階において，グラフ上の四角（□）で示される経験を積み重ね，いろいろな仕事のスキルを身につけて，急速にさまざまなことができるようになってパフォーマンスが上がり，やがて上昇は緩やかになっていく凸型の曲線を描く。そしてある時点で，同じやり方ではパフォーマンスが上がらなくなる壁があり，これをプラトー（plateau）という。こうした壁に基づいて，いくつかの段階に分けることができる。熟達化の段階の数は研究者によって異なるが，ここでは，図 1-10 に示すように，4 段階の熟

達化に分ける(楠見, 2012b, 2014c)。なお, Dreyfus & Dreyfus(1986)は, スキル取得を5段階に分けており, それを看護師に応用したBenner(1984)は, 初心者, 新人, 一人前, 中堅, 熟達者の5段階を採用している。

1 初心者

この段階は, 新しく仕事場(職場)のメンバーになって, ほとんど経験のない段階(novice)と, 仕事とその集団に慣れるイニシエーション(加入儀礼)を経て, 入門的指導を指導者から受けている段階(initiate, beginner)である(およそ1年目)。そして, 指導者のもとで見習いをしながら学ぶ段階(apprentice, advanced beginner)がある。初心者には, 言葉による指導よりも実経験が重要である。指導者からコーチングを受けながら, 仕事の構成要素となる手順(スキル)やルールを一通り学習する。最初はミスが多いが, 学習が進むにつれて, ミスがなく仕事ができるようになる。しかし, 初心者は仕事の文脈や全体像を把握できていないため, それらを考慮しないでルール通りに実行することにこだわりすぎてしまうことがある。したがって, クリティカルシンキングを働かせる余裕がないことが多い。この段階から次の段階(一人前)になるには, 最初の壁があり, 離転職してしまう者もいる。

2 一人前における定型的熟達化

一人前(competent, journeyman)の段階は, 初心者が職場の経験を積むことによって, 指導者なしで自律的に日々の仕事が実行できる段階である(およそ3〜4年目)。仕事についての手続き的な実践知を蓄積することによって, 決まりきった仕事であれば, 速く, 正確に, 自動化されたスキルによって実行できる「**定型的熟達化**(routine expertise)」(波多野, 2001)をしている。しかし, まったく新しい状況での対処はうまくいかないことがある。

仕事の構成要素となるスキルや知識を一通り覚える定型的熟達の段階には, 時間をかければほとんどの人が到達できる。しかし, 次の段階に進むには, 状況を明確化して推論・問題解決をするクリティカルシンキングを働かせること, 状況に即して柔軟に非定型的な仕事のスキルや知識を獲得することが必要である。これが壁となる場合, 同じ仕事のやり方ではパフォーマンスがそれ以上は伸びなくなるキャリア・プラトーが生じることになる(詳細なモデルは, Frence, et al., 1977)。多くの人がこの段階にとどまったり, この段階で仕事を辞めてしまったりするのは, クリティカルシンキングを働かせる余裕がもてなかったり, 新たな学習をしようとする動機づけ(モチベーション)の限界があるためと考える。

3 中堅者における適応的熟達化

中堅者(proficient)は, 柔軟な手続き的熟達化によって, 状況に応じて, 規則が適用できる。さらに, 文脈を越えた類似性認識(類推)ができるようになり, 類似した状況において, 過去の経験や獲得したスキルを使えるようになる。この段階を特徴づけるのは「**適応的熟達化**(adaptive expertise)」(波多野, 2001)である。仕事に関する手続き的知識を蓄積し

構造化することによって，仕事の全体像や文脈を把握でき，スキルの使い方が柔軟になる。

中堅者は，仕事において，実践知によるクリティカルシンキングと直観を使って事態を分析することで明確化し，推論によって予測することで問題解決が適切にできるようになる。領域によって異なるが，6〜10年くらいで到達する段階である。この段階に達してから次の段階に進むには大きな壁があるため，この段階で停滞する40歳代半ばのキャリア・プラトーがある。すぐれた適応的熟達者は，熟達が停滞するような壁に直面しても，メタ認知によって，自分の現状をモニターし，打開する方策を考え，さらに高いレベルに達成することができる（波多野，2001）。

4 熟達者における創造的熟達化

中堅者のうちで，仕事にかかわる長期で膨大な質の高い経験を通して，きわめてレベルの高いスキルや知識からなる実践知（とくに言葉にはできない暗黙知）を数多く獲得した者，新たな手順や知識を創造できる者，そして本章4節（p.37）で述べる叡智を獲得した者が，「**創造的熟達者**（creative expertise）」である。これは，すべての人が到達する段階ではない。創造的熟達者は，高いレベルのパフォーマンスを効率よく，正確に発揮できる。さらに，彼らの状況の直観的分析と，明確化や推論・予測などのクリティカルシンキングによる熟慮的分析・判断は，正確で信頼できる。また，はじめてで難しい状況においても創造的な問題解決によって対処したり，新たな手順や知識を創造できる。

3-3　仕事の熟達化における振り返り

本章3-2（p.30）で述べたように，仕事の熟達者になるためには，実践を通してのスキルや知識の長期的な学習経験が必要であった。しかし，長い時間を経ていれば誰でも熟達者になれるかというと，必ずしもそうではない。クリティカルシンキングにかかわる特徴である，経験を振り返り，そこから学ぶことが必要である。すなわち，さまざまなよい経験（挑戦的なこと，困難な状況など）をして，そこからフィードバックをうまく得て，教訓を引き出し，さらに，法則，個人的な「理論」により体系化し，統合に向かうことを教訓帰納と呼ぶ。そして，ここで引き出した自分なりの理論を「**持論**」という。熟達者は，持論をもつことが特徴である。

振り返り（reflection）は，省察（反省，内省）とも訳され，複数の定義がある。そのもととなるDeweyの定義では，省察を，経験の中で生じる問題解決のための探求を誘う思考であり，理論や知識を実生活に役立てるものとして位置づけた（Dewey, 1910）。さらに，省察は，経験から学習において，2つの方向で働いていることが指摘されている（Van Manen, 1995）。

第1は，**振り返り的省察**（retrospective reflection）であり，体験を解釈して深い洞察を得ることである。たとえば，仕事が終わった後，あるいは1週間ごとに，振り返ることは，経験から学習し教訓を得るためにも重要である。

第2は，**見通し的省察**（anticipatory reflection）である。これは，未来に向けて，実践の

可能性についての考えを深めることである。特に，失敗から学ぶ場合は，第1の振り返り的省察に基づいて，プランを修正し，行動を改善することが重要である。

さらに，両者の中間である**行動のなかでの省察**（reflection in action）もある。これは行為をしている間に，現在の状況に注意を向け，行動を適切に調整することである。

仕事の場のような複雑な状況においては，省察しながら柔軟に対応する「**省察的実践**（reflective practice）」が重要で，そうした熟達者を省察的実践家という（Schön, 1983）。

3-4　仕事の熟達化に及ぼす経験学習態度

　実践知の獲得においては，経験年数だけではなく，経験から学んでいく学習能力や態度も重要である（e.g., Sternberg & Wagner, 1992）。すなわち，本章3-1（p.29）で述べたように，働く人は，仕事の経験からスキルや知識を学習することが求められている。さらに，異動や昇進に伴う職務の変化への適応と，その変化に対応して新しいスキルや知識を学ぶことが求められている。ここで学習の能力とともに重要なのは学習の態度であり，これは，クリティカルシンキングの態度にかかわる。そこで，先行研究に基づき，学習態度を以下の3つに分類した（楠見, 2012b；Spreitzer, et al., 1997など）。

　第1は，挑戦性である。それは，仕事において，能力を少し超えた挑戦的（ストレッチ）課題にチャレンジするという行動にあらわれる。仕事のなかで成長しようとする意欲や達成動機，冒険心がかかわる。逆に，無難性は，ミスをしないように確実で無難な仕事を好む態度である。これは，熟達に結びつかない態度である。

　第2は，柔軟性である。新しい仕事の環境や経験に開かれた心をもち，他の人の意見や批判に耳を傾けて，新しい考え方や視点を取り入れたり，相手に応じた柔軟な対応をすること，さらには誤りから学習することも含まれる。これは，変化する状況に対応できるように，もっているスキルや知識を状況によって柔軟に適用することである。すなわち，過去の経験をそのままに踏襲するのではなく，柔軟に使っていくことである。また，スポーツの熟達者はパワーとスピードが重要なのに対して，仕事のエキスパートは，状況のなかでのバランスやコントロールが重要である。柔軟性の尺度得点は表1-1（p.13）に示したクリティカルシンキング態度や性格5因子の開放性因子得点と相関した（e.g. 楠見, 2009）。

　第3は，職場の状況に注意を向けて，状況からのフィードバックを探索し，活用する態度である。これは図1-2（p.7）で示したクリティカルシンキングにおけるメタ認知，とくにモニタリングの働きであり，省察を導くものである。初心者では注意容量や作業記憶の限界から，負荷が大きく，状況への注意は不完全でエラーをともなう。とくに，初心者は情報処理のリソースが乏しいため，情報収集や重要な情報の検出が劣り，経験からの適切な学習ができないことがある（Endsley, 2006）。ここで，周りの状況についての情報よりも，自分なりのやり方や考え方に固執してしまう態度は，経験からの学習を妨げる。一方，周囲の人へコメントやアドバイスを求めることによって，省察を深めたり，ときには動機づけを高めることができる。しかし，自分に対する評価を気にしすぎ，上司に取り入って評価されようとする評価志向の態度は，経験からの学習を妨げる。

3-5 実践知を支えるスキル

　熟達者に必要なスキルや知識について，Katz(1955)は，テクニカルスキル，ヒューマンスキル，コンセプチュアルスキルの3つを挙げている（図1-11）。ここでは，Katzが挙げていない4つめのスキル，セルフマネジメントスキルを含めた4つのスキルについて説明する。

　第1は，**テクニカルスキル**，すなわち専門分野の知識や専門能力である。たとえば，看護の現場で必要とされる知識やスキルであり，それがないと仕事をスムーズに進められない。ケアリング，臨床判断の専門的知識など，看護の現場で得られる知識やスキルの獲得が必要である。これらは熟達者になるためには必要なことで，また，医療や看護の技術や環境が急速に変わっていく状況のなかでは常に学習していかなければならないスキルである。

　第2は，**ヒューマンスキル**，対人関係能力である。患者の気持ちをうまくくみ取ってサポートする，患者と家族，上司・同僚・部下，他職種を理解し，共感し，考えていること，気持ちをうまく伝える，よい関係を築き維持していく，というようなことである。

　とくに，看護師は機械では代替できない，感情労働の側面もある。ヒューマンスキルには，コミュニケーション力も含まれ，管理職になれば，リーダーシップ，ファシリテーション，コーチング，プレゼンテーション，交渉力，調整力も必要である。このヒューマンスキルの基本は聞くこと，耳を傾けること，問い掛けること，相手を見ることである。ヒューマンスキルは，仕事においてはテクニカルなスキルとともに大切なスキルである。

　第3は，**コンセプチュアルスキル**であり，概念化能力である。クリティカルシンキングを土台として，複雑な状況や変化を読み解き，問題を発見して実際的，創造的な解決をするスキルである。情報を分析し，論理的・創造的に思考をして，アイディアを具体化して，ビジョンを立てて，提案や企画を行う力が必要である。これらが発揮される場面では，仕事に関するテクニカルスキル以上のものが必要になってくる。そのためには，初心者では，

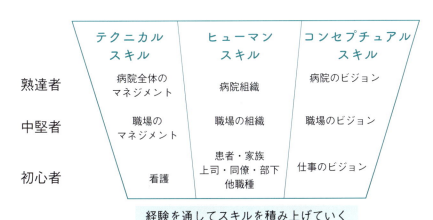

図1-11　看護師のスキル獲得プロセス
〔楠見孝. (2012a). 実践知と熟達化とは. 金井壽宏，楠見孝（編），実践知：エキスパートの知性(p.16)，有斐閣. 図1-3を改変〕

仕事のテクニカルスキルに加えて，自分の仕事を改善するためのビジョンを立てること，中堅者では，職場のマネジメントのテクニカルスキルに加えて，職場を改善するためのビジョンを立てることを，経験を通して学ぶことが大切である。

リーダーシップはヒューマンスキルとしてとらえられることが多いが，前述の3つのスキルすべてが必要である。リーダーシップの基本はまず組織の成果をあげることであり，高いテクニカルなスキルをもち，人間関係，つまり組織内の人の関係をうまく維持してまとめるヒューマンスキルが必要である。さらに，変革の時代に組織が生き残っていくために必要な変革型のリーダーシップ（金井，2012）には，コンセプチュアルスキルに基づいて，組織についての明確な将来のビジョンを描き，ヒューマンスキルによってみんなを引っ張って，周りを巻き込み，現状を変えていくことが必要である。

また，3つのスキルは，図1-11に示すように，熟達の段階や職階によって違ってくる。初心者では，仕事に関するテクニカルスキルが，非常に大きなウェイトを占めている。また，ヒューマンスキルも非常に重要である。中堅者はテクニカルスキル，ヒューマンスキル，そして，コンセプチュアルスキルも大事になってくる。そして，熟達者になってくると，コンセプチュアルスキルのウェイトが大きくなる。

看護師の場合，患者対応が多い職場では患者に対するヒューマンスキルが必要であり，手術室や集中治療室などではテクニカルスキルの比重が非常に大きくなるなど，それぞれの担当業務によってウェイトは異なる。また，初心者から熟達者までのスキルの獲得の観点からは，次のことがいえる。

- 就職したばかりの看護師は，看護の業務を支えるテクニカルスキルを獲得し，患者や同僚，上司とのよい関係をつくっていくヒューマンスキルが大切である。さらに，自分の仕事，職場に関するビジョンを持って学び続け，より質の高い看護の場をつくり出していくコンセプチュアルスキルを持つことが重要である。
- 中堅者以上になると，部署を管理するテクニカルスキル，部署のメンバーを動かしていくヒューマンスキル，そして，部署のビジョンを打ち立てるコンセプチュアルスキルが重要である。
- 熟達者になると，病院全体を管理するテクニカルスキル，病院の構成員，対企業，対行政などとの関係をつくるヒューマンスキル，さらに，病院のビジョンを掲げるというコンセプチュアルスキルが必要になる。

このように，熟達においては，基盤となるスキルを土台にしながら，経験を積み重ねていくことが重要になってくる。

最後の4番目に挙げるのは，自律的な人材の核になる自己管理能力，**セルフマネジメントスキル**である。たとえば，自分のやる気をうまくコントロールすることがこれにあたる。自分の個性や能力をうまく組織のなかで活かしていくためには，どのように自分を活かし，貢献すればよいかといったノウハウもまた，セルフマネジメントスキルである。ここには，自分が立てた目標に照らして自分の状態をメタ認知によって評価して，行動をうまく修正していくというセルフコントロール（自己制御）が働いている。これは，自律的で内発的な

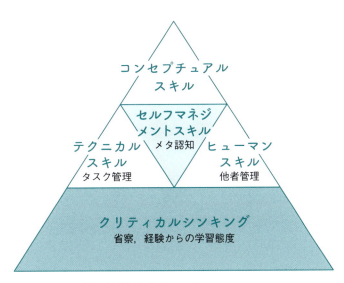

図 1-12　仕事の実践知を支えるスキル
〔楠見孝．(2012a)．実践知と熟達化とは．金井壽宏，楠見孝（編），実践知：エキスパートの知性(p.28)，有斐閣．図 1-4 をもとに作成〕

動機づけを支えている。

　図 1-12 は，仕事の実践知を支える 4 つのスキルの関係を示している。中央には，セルフマネジメント（自己管理）スキルがある。メタ認知によって自分の認識を上位からモニターし，コントロールすることがここに含まれる。周りの人をマネジメントするという他者管理はヒューマンスキルであり，自分のタスクを管理するのはテクニカルスキルである。そしてこれらの上にあるスキルが，目標や企画を立て変革を進めるためのコンセプチュアルスキルである。なお，これら 4 つのスキルの土台には，振り返るという省察，経験から学習していく態度，クリティカルシンキングがある。

004　実践知から叡智へ

　ここまで，クリティカルシンキングの概念に焦点を当て，とくにクリティカルに考える看護師を育成することについて述べてきた。1 節では理論の点から，2 節では教育実践の点から，3 節では実践知の獲得の点から解説した。ここからは本章の最終節として，クリティカルに考える看護師を育成する究極の目的として，次の 2 つの点から考えていきたい。

　第 1 は，**個人の生涯発達**の視点である。看護師がクリティカルシンキングのスキルを土台にして，実践知を身につけ，職場でさらに経験を積み重ねて，生涯にわたって成長していくことである。クリティカルに考えることは，個人の直面する問題を適切に解決したり，よりよい意思決定を積み重ねて幸福になることにつながる。

　第 2 は，**コミュニティの形成**という視点である。個人が協力して，よりよい職場，コミュニティ，社会の形成をめざすことである。すなわち，クリティカルに考える人が協力して，

相手，職場や社会における問題を解決し，自分だけでなく相手，そして周りの人も幸福になり，よりよいコミュニティや社会を形成することである。このとき，実践知だけでなく，次に述べる叡智が必要になってくる。

4-1 個人の発達における実践知と叡智の獲得

　人は，児童期から青年期にかけて，小学・中学・高校，大学などの学校において，教師や教材を通して学問知を学ぶ。成人期には，社会に出て，職場での自らの経験，上司や先輩からのアドバイス，研修，書籍などを通して，実践知を獲得する。本章3節で述べたように，人が，職場における長年の経験を通して実践知を獲得することによって，高いパフォーマンスを発揮できるようになることが，「仕事における熟達化」である。

　人は，職場において獲得した実践知を土台に，人生のさまざまな経験を積み重ねて，叡智(wisdom)を獲得する。叡智とは，人生における熟達化による広く深い知識と理解に支えられた知性である。実践知によって発揮されるパフォーマンスが仕事の場に限られるのに対して，叡智は，仕事の場に限らない汎用性をもっている。叡智による問題解決は，実践知が主に追求する個人や組織のための利益を超えたところにある，他者やすべての人の幸せ(well-being)，美徳(virtue)，社会の公益(公共善：common good)の実現のために発揮される(Kunzmann & Baltes, 2005)。また，Sternberg(1990)は実践知(実践的知能)を叡智の要素と位置づけている。そして，叡智獲得の前提条件となる構成要素として次の6つを挙げている。

i. 知識：実践知が知識を想起・分析・活用をするだけなのに対して，叡智はその前提や意味，限界の理解も含む
ii. プロセス：実践知は手続きの自動化が重要であったが，叡智は自動的に解決すべき問題とそうでない問題の理解を含む
iii. 立法的(judicial)思考スタイル：実践知は効率的実行が重要であったが，叡智は，規則と手続きを評価する形で，人々が何を考えて，発言し，行動するかを理解しようとする。これは，単に善悪を判断するのとは異なる
iv. パーソナリティ：実践知は，曖昧さを排除，人生の障壁を乗り越えることを重視したが，叡智は，曖昧さ，人生の障害物を理解し耐性を重視する
v. 動機づけ：実践知は知っていることを活用するのに対して，叡智はわかっていること，それが意味することを理解しようとする
vi. 環境的文脈：さまざまな種類の思考と行動を導く環境における文脈要因を理解する。人のどのような思考が叡智とされるか，創造的とされるかは，文脈によって異なることがある

　表1-6は，本章3節で述べた実践知と叡智を比較したものである。ただし，実践知と叡智は，熟達化において連続的であり，高い水準の実践知の一部は叡智と重なりをもって

表 1-6　実践知と叡智の比較

構成要素	実践知	叡智
知識	知識の想起，分析，活用	知識の前提，意味，限界の理解を含む
認知過程	手続きの自動化	自動的＝非自動的に解決すべき問題を区別しその理由を理解
思考スタイル	効率的実行	立法的思考，バランス
パーソナリティ	曖昧さを排除，人生の障壁を乗り越える	曖昧さや人生の障壁への理解と耐性
動機づけ	知っていることを活用	知っていることと，それが意味することを理解

Sternberg は，「実践知」を「知能（intelligence）」として作表していたが，ここでは「実践知」とし，項目を一部修正した。
〔Sternberg, R. J.（1990）. Wisdom and its relations to intelligence and creativity. In Sternberg, R. J.（Ed.）, Wisdom: Its nature, origins, and development（pp.142-159）, New York, NY : Cambridge University Press. を改変〕

いる。

　さらに，Sternberg（2003）もまた，叡智を，自分のためだけの達成や幸福の追求だけではなく，個人内，個人間，個人外（例：町や国）などにおける多重の目標，利益や関心のバランスを取ることを通して，社会全体の利益（公共善）の達成をめざすものとして位置づけ，「叡智のバランス理論」を提起している。また，環境的文脈における反応のバランスとしては，環境に自分を合わせること，環境を選択すること，環境を変えることの3つのバランスをとることを挙げている。ほかにも，短期的と長期的といった時間的なバランスがある。さらに，叡智は，困難な問題を解決するための創造性がかかわるとしている。Sternberg の理論は，個人の利益を最大化することではなく，社会の利益の最大化を重視する点で，前述（p.38）の Baltes ら（Kunzmann & Baltes, 2005）の考えと共通する。

　Baltes らは，叡智を人生で遭遇する困難な問題を解決するための「人生に関する根源的な実用論についての熟達化（expertise in the fundamental pragmatics of life）」として定義している（Kunzmann & Baltes, 2005）。これは，Erikson（1959）のように，叡智を，心理的危機を乗り越えた人格発達における成熟としてとらえるみかたとも通じる。したがって，叡智の獲得は，人生の究極の目標として，幸福の実現とともに位置づけることができる。

　叡智は，高い水準と価値をもつ知性であるため，定義や測定は難しい。そうしたなかで，Baltes らは人生にかかわる問題解決課題（例：自殺を考えている友人からの電話があったとき，家出を考えている14歳の少女からの相談，など）について答えさせ（例：何を考え，何をすべきか），その回答に対して，下記の5つの基準によって評価し，叡智に関連する知識の特徴を評価している。こうした実証の試みは，叡智を知識の獲得という観点から理解する手がかりになる（図1-13，p.41）。

Ⓐ 人の本質や人生，社会規範，対人・世代間関係，アイデンティティなどについての豊富な宣言的知識（事実に関する知識）をもつこと

Ⓑ 人生の意思決定，問題解決，人生設計の方法に関する豊富な手続き的知識をもつこと

C 人生の発達における多様な文脈（社会文化的，歴史的，個人的文脈など）とそれらが連関しながら生涯を通して変化することの理解に基づいて判断をすること

D 個人・社会・文化における価値の多様性や人生目標，優先順位の差異の理解に基づく相対主義的な考慮をすること

E 個人の知識の限界を踏まえて，人生とその対処の不確定性を考慮すること

　人生の問題解決において，これらの5つの基準にかかわる知識とスキルは，クリティカルシンキングに支えられて発揮される。したがって，その獲得のためには，人生のさまざまな経験のなかで，内省を伴う実践を重ねていくことが重要である(e.g., 鈴木, 2008)。それらの叡智にかかわる知識やスキルは，年齢を重ねることで発揮されることも示されている。たとえば，楠見(2014a)は5つの叡智の規準に基づく12項目の叡智尺度を構成し，その習得レベル(5段階)の自己評定を，16〜69歳の997名に求めた。その結果，叡智尺度の平均得点は加齢によって上昇($r = 0.25$)し，クリティカルシンキング態度尺度(表 1-1, p.13)とは0.36の相関があった。

　職場で獲得した実践知は，人生における幅広い経験に基づく叡智と結びつくことによって，「実践的叡智(フロネシス，賢慮：phronesis)」となる(e.g., 野中・紺野, 2007)。たとえば，看護師が獲得した実践的叡智は，看護にかかわる人生の重要な問題解決において，すぐれた判断をしたり，患者やその家族に適切なアドバイスをしたりすることを支えている。とくに，クリティカルシンキングのプロセス(図 1-2, p.7)のステップ3「推論」における価値判断や，最終ステップ「行動決定」や「問題解決」において，叡智は領域普遍的な知識(図 1-2 右下「知識・スキル」)として重要な役割を果たすと考える。また，図 1-10(p.31)の熟達化のステップとしては，最もレベルの高い創造的熟達化を支える知識として，創造的な問題解決を支えていると考える。

　個人の経験によってクリティカルシンキングのスキルと実践知，叡智を身につけることは，その人自身を発達させることになる。さらに，これらの知識とスキルに基づいて，よい決定を積み重ね，問題を適切に解決していくことは，高いパフォーマンス(業績)の発揮とともに，個人を幸福に導くと考える(図 1-13)。

4-2　叡智の獲得とクリティカルなコミュニティの形成

　人が，長年の職場経験，および人生経験によって獲得した叡智は，職場における熟達者やコミュニティにおけるよき市民として，情報をクリティカルに読み取り，適切な意思決定や問題解決を行うことを支えることになる。

　クリティカルに考える人が協力して，職場などにおける問題を解決し，適切な意思決定を重ねることは，よりよい職場やコミュニティの形成，さらには幸福な社会の実現に一歩ずつ近づくことになる。看護師においては，病院などの職場，患者とその家族，あるいは自分の家族，さらにはコミュニティにかかわる問題解決や意思決定をすることである。加

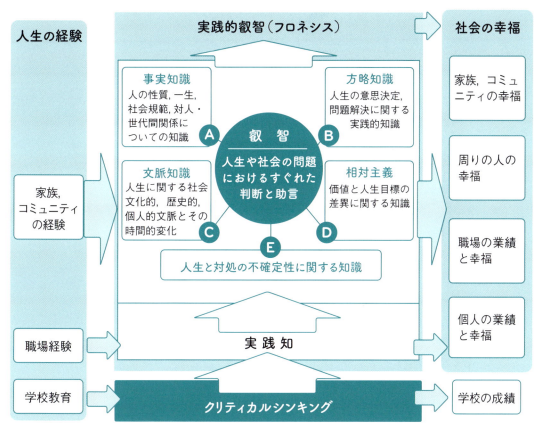

図 1-13　人生の経験に支えられた叡智の構成要素
中央の叡智は Baltes & Smith (2008) に基づく

えて，職場，家族や地域コミュニティにおいて，クリティカルシンキングのスキルや実践知，叡智を若い世代に継承することが重要である。

そこで，個人が生涯にわたって経験から学び，クリティカルシンキングのスキルや知識，実践知や叡智を獲得し，専門職や市民として，よりよい人生や職場，社会を築くことをめざすための2つの方策をあげる（図 1-13）。

1つは，**学校教育を通しての育成**である。2節において主に述べた大学教育はもちろんのこと，小学校から専門学校・大学までの学校教育を通して，クリティカルシンキングの知識とスキルを身につけ，証拠に基づいて論理的に考え，内省する人を育成することである。これには時間がかかるが，クリティカルに考え，生涯にわたって経験から自律的に学ぶ個人，看護師をはじめとする職業人を育て，増やすことに結びつく。

2つ目は，学校，職場，地域において，クリティカルに考えることができる**仲間や組織，コミュニティをつくること**である。クリティカルに考える仲間を作るためには，必要な情報を自分自身で集め，それらの情報を人に正確に伝える一方で，考えの違う人の意見に耳を傾けることが重要である。また，職場やコミュニティは社会的問題解決の実践の場である。自分が働く職場における意見の対立は，クリティカルシンキングのスキルを用いて，相手の話を傾聴し，叡智をもって相手も自分も満足させるような解決を導くことが理想である。

4-3 すぐれた看護師を育てるために

最後に，本章で述べたことをふまえ，クリティカルシンキング教育によってすぐれた看護師を育てるために必要なことを4つ挙げたい。

第1に，学習者や若手が，クリティカルシンキングスキルや態度を確実に身につけ，専門性を深めるとともに実践の領域に転移できるように教育をすることである(本章2-2, p.14)。

第2は，学習者や若手が看護実践にかかわる質の高い経験を積み，情報が得られるような学習環境・職場環境，そして初心者から熟達者に至るキャリアをデザインすることである(e.g., 勝原，2012)。とくに，学習者や若手が新たな目標に移行するための，チャレンジングな経験をうながすことが大切である(本章3-4, p.34)。

第3は，学習者や若手が自分の思考過程と経験を省察する習慣が形成できるように，振り返りの機会を用意したり，仕事日記などをつけることなどをうながすことである(本章3-3, p.33)。

第4は，学習者や若手がクリティカルシンキングを発揮できるように，指導者自身がクリティカルシンキングをする人(critical thinker)になるとともに，学校や職場をクリティカルシンキングのできる場(critical society)にすることである(本章4-2, p.40)。たとえば，実践を立ち止まって振り返り，相手の価値観や心情に配慮しつつ，意見を述べて話し合うことを，日常的にできることが大切である。

引用文献

Abrami, P. C., Bernard, R. M., Borokhovski, E., Wade, A., Surkes, M. A., Tamim, R. & Zhang, D. (2008). Instructional interventions affecting critical thinking skills and dispositions : A stage 1 meta-analysis. Review of Educational Research, 78, 1102-1134.

Alfaro-LeFevre, R./江本愛子(監訳). (1995/1996). アルファロ 看護場面のクリティカルシンキング. 医学書院.

Alfaro-LeFevre, R./本郷久美子(監訳). (2008/2012). 基本から学ぶ看護過程と看護診断(第7版). 医学書院.

Baltes, P. B. & Smith, J. (2008). The fascination of wisdom : Its nature, ontogeny, and function. Perspectives on Psychological Science, 3(1), 56-64.

Benner, P./井部俊子，井村真澄，上泉和子，新妻浩三(訳). (1984/2005). ベナー看護論：初心者から達人へ(新版訳). 医学書院.

Brookfield, S. D. (1987). Developing critical thinkers : Challenging adults to explore alternative ways of thinking and acting. San Francisco, CA : Jossey-Bass.

Browne, M. N. & Keeley, S. M. (2001). Asking the right questions : A guide to critical thinking (6th ed.). Upper Saddle River, NJ : Merrill/Prentice Hall.

Chi, M. T. H. (2006). Two approaches to the study of experts' characteristics. In Ericsson, K. A. Charness, N., Feltovich, P. J. & Hoffman, R. R. (Eds.), The Cambridge Handbook of Expertise and Expert Performance (pp.21-30). New York, NY : Cambridge University Press.

Dewey, J./植田清次(訳). (1910/1950). 思考の方法. 春秋社.

Dreyfus, H. L. & Dreyfus, S. E./椋田直子(訳). (1986/1987). 純粋人工知能批判：コンピュータは思考を獲得できるか. アスキー出版局.

Endsley, M. R. (2006). Expertise and situation awareness. In Ericsson, K. A., Charness, N., Feltovich, P. J. & Hoffman, R. R. (Eds.), The Cambridge Handbook of Expertise and Expert Performance (pp.633-651). New York, NY : Cambridge University Press.

Ennis, R. H. (1987). A taxonomy of critical thinking dispositions and abilities. In Baron, J. B. & Sternberg, R. J. (Eds.), Teaching thinking skills : Theory and practice (pp.9-26). New York, NY : W. H. Freeman and Company.

Ennis, R. H. (1989). Critical thinking and subject specificity : Clarification and needed research. Educational Researcher, 18 (3), 4-10.

Ennis, R. H. & Millman, J. (1985). Cornell critical thinking test. Pacific Grove, CA: Critical thinking books & software.

Ericsson, K. A. (Ed.) (1996). The road to excellence. Mahwash, NJ : Lawrence Erlbaum Associates

Erikson, E. H./西平直, 中島由恵 (訳). (1959/2011). アイデンティティとライフサイクル. 誠信書房.

ETS. (2017). Educational Testing Service. https://www.ets.org/ (最終アクセス 2017/8/23)

Facione, P. A. (1990). Critical thinking : A statement of expert consensus for purposes of educationalassessment and instruction. Newark, DE : American Philosophical Association. https://assessment.trinity.duke.edu/documents/Delphi_Report.pdf

Facione, P. A. & Facione, N. C. (1992). The California critical thinking dispositions inventory and the CCTDI test manual. Millbrae, CA : California Academic Press.

Fasko, D. (2003). Critical thinking: Origins, historical development, and future direction. In Fasko, D. (Ed.), Critical thinking and reasoning : Current research, theory, and practice (pp.3-17). Cresskill, NJ : Hampton Press.

Fisher, A./岩崎豪人, 浜岡剛, 山田健二, 品川哲彦, 伊藤均, 久米暁 (訳). (2001/2005). クリティカル・シンキング入門. ナカニシヤ出版.

Frence, P. T., Stoner, J. A. F. & Warren, E. K. (1977). Managing the career plateau. Academy of Management Review, 2 (4), 602-612.

Halpern, D. F. (1998). Teaching critical thinking for transfer across domains. American Psychologist, 53 (4), 449-455.

Halpern, D. F. (2007). The nature and nurture of critical thinking. In Sternberg, R. J., Roediger, H. L., Halpern, D. F. (Eds.), Critical thinking in Psychology (pp.1-14). New York, NY : Cambridge University Press.

波多野誼余夫. (2001). 適応的熟達化の理論をめざして. 教育心理学年報, 40, 45-47.

平山るみ, 楠見孝. (2004). 批判的思考態度が結論導出プロセスに及ぼす影響：証拠評価と結論生成課題を用いての検討. 教育心理学研究, 52, 186-198.

平山るみ, 田中優子, 河﨑美保, 楠見孝. (2010). 日本語版批判的思考能力尺度の構成と性質の検討：コーネル批判的思考テスト・レベルZを用いて. 日本教育工学会論文誌, 33 (4), 441-448.

廣岡秀一, 小川一美, 元吉忠寛. (2000). クリティカルシンキングに対する志向性の測定に関する探索的研究. 三重大学教育学部研究紀要 教育科学, 51, 161-173.

廣岡秀一, 元吉忠寛, 小川一美, 斎藤和志. (2001). クリティカルシンキングに対する志向性の測定に関する探索的研究 (2). 三重大学教育学部附属教育実践総合センター紀要, 21, 93-102.

池西靜江, 石束佳子. (2015). 看護教育へようこそ. 医学書院.

伊勢田哲治. (2005). 哲学思考トレーニング. 筑摩書房.

岩崎豪人. (2002). クリティカル・シンキングのめざすもの. 京都大学文学部哲学研究室紀要：PROSPECTUS, 5, 12-27.

Kahneman, D. (2003). A perspective on judgment and choice : Mapping bounded rationality. American Psychologist, 58 (9), 697-720.

金井壽宏, 楠見孝 (編). (2012). 実践知：エキスパートの知性. 有斐閣.

勝原裕美子. (2012). 看護師. 金井壽宏, 楠見孝 (編), 実践知：エキスパートの知性 (pp.194-221), 有斐閣.

Katz, R. L. (1955). Skills of an effective administrator. Harvard Business Review, 33 (1), 33-42.

川島範章. (2007). 批判的思考態度の形成と深化に関する研究：高校生用思考態度質問紙の開発による. 丸善雄松堂.

久原恵子, 井上尚美, 波多野誼余夫. (1983). 批判的思考力とその測定. 読書科学, 27 (4), 131-142.

Kunzmann, U. & Baltes, P. B. (2005). The psychology of wisdom : Theoretical and empirical challenges. In Sternberg R. J. & Jordan J. (Eds.), A handbook of wisdom : Psychological perspectives (pp.110-135). New York, NY : Cambridge University Press.

楠見孝．（2002）．類似性と近接性：人間の認知の特徴について．人工知能学会誌，17(1)，2-7.
楠見孝．（2009）．ホワイトカラーの実践知の獲得過程とリリース：知識変換モードと批判的思考態度との関連．日本認知心理学会第 7 回大会発表論文集，12.
楠見孝．（2010）．批判的思考と高次リテラシー．楠見孝（編），思考と言語　現代の認知心理学 3 （pp.134-160），北大路書房．
楠見孝．（2011）．批判的思考とは：市民リテラシーとジェネリックスキルの獲得．楠見孝，子安増生，道田泰司（編），批判的思考力を育む：学士力と社会人基礎力の基盤形成（pp.2-24），有斐閣．
楠見孝．（2012a）．実践知と熟達化とは．金井壽宏，楠見孝（編），実践知：エキスパートの知性（pp.3-31），有斐閣．
楠見孝．（2012b）．実践知の獲得．金井壽宏，楠見孝（編），実践知：エキスパートの知性（pp.33-57），有斐閣．
楠見孝．（2014a）．叡智の獲得に及ぼす年齢と経験の影響：叡智尺度を用いたインターネット調査による検討．日本発達心理学会第 25 回大会発表論文集，357.
楠見孝．（2014b）．「批判的思考力」と大学教育．IDE 現代の高等教育，560，23-27.
楠見孝．（2014c）．ホワイトカラーの熟達化を支える実践知の獲得．組織科学，48(2)，6-15.
楠見孝．（2015a）．心理学と批判的思考．楠見孝，道田泰司（編），批判的思考：21 世紀を生きぬくリテラシーの基盤（pp.20-25），新曜社．
楠見孝．（2015b）．教育におけるクリティカルシンキング：看護過程に基づく検討．看護診断，20(1)，33-38.
楠見孝，平山るみ．（2013）．食品リスク認知を支えるリスクリテラシーの構造：批判的思考と科学リテラシーに基づく検討．日本リスク研究学会誌，23(3)，165-172.
楠見孝，平山るみ，田中優子．（2012）．批判的思考力を育成する大学初年次教育の実践と評価．認知科学，19(1)，69-82.
楠見孝，村瀬公胤，武田明典．（2016）．小学校高学年・中学生の批判的思考態度の測定：認知的熟慮性−衝動性，認知された学習コンピテンス，教育プログラムとの関係．日本教育工学会論文誌，40(1)，33-44.
楠見孝，田中優子，常深浩平．（2006）．批判的思考力を育成する心理学専門教育の実践と評価．日本認知心理学会第 4 回大会発表論文集，12.
Lunney, M.(2012/2012)．看護アセスメント，臨床診断，看護診断：正確な診断の決定方法．Herdman, T. H，日本看護診断学会（監訳），NANDA-I 看護診断：定義と分類 2012-2014(pp.76-100)，医学書院．
松下佳代．（2012）．パフォーマンス評価による学習の質の評価：学習評価の構図の分析にもとづいて．京都大学高等教育研究，18，75-114.
Meltzoff, J./中澤潤（監訳）．（1998/2005）．クリティカルシンキング　研究論文篇．北大路書房．
Miller, M. A. & Babcock, D. E./深谷計子，羽山由美子（訳）．（1996/2002）．看護にいかすクリティカルシンキング．医学書院．
西岡加名恵（編著）．（2008）．「逆向き設計」で確かな学力を保障する．明治図書．
野中郁次郎，紺野登．（2007）．美徳の経営．NTT 出版．
野矢茂樹．（1997）．論理トレーニング．産業図書．
Paul, R. & Elder, L./村田美子，巽由佳子（訳）．（2001/2003）．クリティカル・シンキング：「思考」と「行動」を高める基礎講座．東洋経済新報社．
Paul, R., Elder, L. & Bartell, T.(1997). A Brief History of the Idea of Critical Thinking. http://www.criticalthinking.org/pages/a-brief-history-of-the-idea-of-critical-thinking/408（最終アクセス 2017/8/23）
Ross, K. G., Shafer, J. L. & Klein, G.(2006). Professional judgments and "naturalistic decision making". In Ericsson, K. A., Charness, N., Feltovich, P. J. & Hoffman, R. R.(Eds.), The Cambridge Handbook of Expertise and Expert Performance (pp.403-419), New York, NY : Cambridge University Press.
Rubenfeld, M. G. & Scheffer, B. K.(2010). Critical Thinking TACTICS for Nurses. Sudbury, MA : Jones and Bartlett Publishers.
Schick, T. & Vaughn, L./菊池聡，新田玲子（訳）．（1999/2004）．クリティカル・シンキング：不思議現象編．北大路書房．
Schön, D. A./柳沢昌一，三輪建二（監訳）．（1983/2007）．省察的実践とは何か：プロフェッショナルの行為と思考．鳳書房．
Scriven, M.(2003). The philosophy of critical thinking and informal logic. In Fasko, D.(Ed.), Critical thinking and reasoning : Current research, theory. and practice(pp.21-45), Cresskill, NJ :

Hampton Press.
Spreitzer, G. M., McCall, M. W. & Mahoney, J. D. (1997). Early identification of international executive potential. Journal of Applied Psychology, 82(1), 6-29.
Stanovich, K. E. (2012). On the distinction between rationality and intelligence: Implications for understanding individual differences in reasoning. In Holyoak, K. J. & Morrison, R. G. (Eds.), The Oxford Handbook of Thinking and Reasoning (pp.433-455), New York, NY : Oxford University Press.
Sternberg, R. J. (1990). Wisdom and its relations to intelligence and creativity. In Sternberg, R. J. (Ed.), Wisdom : Its nature, origins, and development (pp.142-159), New York, NY : Cambridge University Press.
Sternberg, R. J. (2003). Wisdom, intelligence, and creativity synthesized. New York, NY : Cambridge University Press.
Sternberg, R. J. & Wagner, R. K. (1992). Tacit knowledge : An unspoken key to managerial success. Creativity and Innovation Management, 1(1), 5-13.
鈴木忠. (2008). 生涯発達のダイナミックス：知の多様性, 生きかたの可塑性. 東京大学出版会.
武田明典, 平山るみ, 楠見孝. (2006). 大学初年次教育におけるグループ学習と討論：クリティカル・シンキング育成の試み. 筑波大学学校教育学会誌, 13, 1-15.
田中優子, 楠見孝. (2007). 批判的思考プロセスにおけるメタ認知の役割. 心理学評論, 50(3), 256-269.
Toulmin, S./戸田山和久, 福澤一吉(訳). (1958/2011). 議論の技法：トゥールミンモデルの原点. 東京図書.
津波古澄子. (2015). 看護教育. 楠見孝, 道田泰司(編), 批判的思考：21世紀を生きぬくリテラシーの基盤(pp.168-173), 新曜社.
Van Manen, M. (1995). On the epistemology of reflective practice. Teachers and Teaching : theory and practice, 1(1), 33-50.
Watson, G. & Glaser, E. M. (1980). Watson-Glaser critical thinking appraisal. New York, NY : State University of New York Press.
Watson, G. & Glaser, E. M. (2002). Watson-Glaser critical thinking appraisal. UK edition. London, UK : The Psychological Corporation.
吉田寛. (2002). 非形式論理学の初期の発展とクリティカル・シンキングの起源. 京都大学文学部哲学研究室紀要：PROSPECTUS, 5, 40-43.
Zechmeister, E. B. & Johnson, J. E./宮元博章, 道田泰司, 谷口高士, 菊池聡(訳). (1992/1996-1997). クリティカルシンキング(入門篇・実践篇). 北大路書房.

参 考 文 献

楠見孝. (2010). 大人の学び：熟達化と市民リテラシー. 渡部信一(編), 佐伯胖(監修), 「学び」の認知科学事典(pp.250-263), 大修館書店.
楠見孝, 子安増生, 道田泰司(編). (2011). 批判的思考力を育む：学士力と社会人基礎力の基盤形成. 有斐閣.
松尾睦. (2006). 経験からの学習：プロフェッショナルへの成長プロセス. 同文舘出版.

第2章 看護教育におけるクリティカルシンキング

「(大きく)変わらないために,(常にごく小さく)変わり続ける必要がある」
これは,とりもなおさず生命現象のあり方を表現している。

── 生物学者 福岡伸一『変わらないために変わり続ける:マンハッタンで見つけた科学と芸術』文藝春秋(2015, p.7)

クリティカルシンキングの観点から看護教育を思考する

　本章でめざすのは，看護教育の新たなパラダイムを紹介するのではなく，クリティカルシンキングの観点から看護教育の方法をとらえることにある。第1章「クリティカルシンキングの概念」の内容を基盤として，日米看護教育のクリティカルシンキングの導入と変遷をたどり，30年余の米国の教育・研究の知見から得られる示唆を基に，**日本の看護教育イノベーションの方向性を見出すこと**がねらいである。それは，学生の成長をうながすことを目的とし，問題解決や臨床判断の基盤となるクリティカルシンキング導入の教育イノベーション，すなわち"思考する"カリキュラム改革を模索することを意味する。

　本章に続く第3章では筆者のこれまでの教育実践の取り組みを軸に，「**看護教育におけるクリティカルシンキング・カリキュラムモデル**」および「**クリティカルシンキング看護過程モデル**」を提示する。ここでは教育実践事例報告として，初年次教育・看護専門科目履修・看護実践の順序性などを考慮したカリキュラムの導入とクリティカルシンキング育成のための特化科目の内容の一部を紹介する。そして第4章では，看護の基礎となるクリティカルシンキングを，生涯にわたる思考の訓練の1つとしてとらえ，**基礎教育を超えた看護実践と21世紀のヘルス情報テクノロジー駆使時代に活躍する看護師育成について再考**する。

　2015年夏至の頃，「ラストメッセージ―中西睦子先生の死を悼む」の記事(井部，2015)が目に留まった。これまで発信された中西のメッセージには，個人的に共感するものが多々あった。看護の大先輩である中西との共通点といえば，ほぼ同時代(筆者1968～77年，中西1979～80年および1983～84年)に米国へ留学し，言葉や生活の異文化体験と思索する看護教育(者)の文化に触れたことであろう。奇しくも，本書の執筆に着手した直後であり，『方法としての看護過程―成立条件と限界』(中西，1987b)を読み返しているときであった。発行から30年後の今なお，中西の言葉は現実的で，ストレートに生きて伝わる。

　中西は当時の看護過程をめぐる煩雑した状況に対して，「思考の訓練」の必要性を問うた。「『思考』の訓練は，ならばいったいどこから手をつけたらよいのか。それは推理・推論(reasoning)の訓練からはじめる」(中西，1987b，p.140)と明示している。日本の看護教育において，"文化を超える"新しい概念「問題解決法」や「看護過程」の学習には，推論の知的プロセスの学びが必要であると中西は指摘している。中西の主張は現在の看護教育に通じ，また，本書で述べる，クリティカルシンキングを「心の習慣(habit of mind)」ととらえ，継続的思考育成のための教育を志向する取り組みの根幹とも共通する。

　本章では，看護過程のみに焦点をあてるのではなく，また，クリティカルシンキングの概念を称賛し，看護の方法としての思考訓練の是非を問うのでもない。しかし，創生された概念の文化的基盤を理解することは重要であり，中西が明言した「意識の上での西洋化のすすめ」(中西，1987b，p.20)が必要と考える。それが，翻訳語ではない，わが国に必要な概念として，クリティカルシンキングを定着していくことにつながるはずである。

「これは，形式的な異文化導入と平行して明治以降幾多の人びとが繰り返し唱えてきたことです。それでも，今また，看護教育に関しそれを言うことが必要なのです。現代という時代によくも悪くも時代の先端となっている医療の中で，このことが仮借なく求められている」（中西，1987b, p.20）と記す中西の言葉を，本章の導入としてもう少し引用する。

> そんなに無理しなくても，日本オリジナルの看護があるではないか，と思う方もおいでかもしれません。日本オリジナルがまさにそれとして生かせるようになるためには，他なる存在を通してのあらためて自己認識が必要なのです。意識のうえでの西洋化はそのための１つのプロセスとして位置づけられます。
>
> そういう迂回路を一度はしっかり通らない限り，日本のオリジナルは生まれてきません。それは，他の学問分野，とくに社会科学の発展の仕方が教えてくれます。
>
> それをやらない限り，私たちが'大事にしているものの本体は何か'がくっきりと見えてはきません。ただし，それはあくまでもプロセスであって，たぶんゴールではない。

〔中西睦子．（1987b）．方法としての看護過程：成立条件と限界(p.20)．ゆみる出版．より引用〕

思索する看護教育者であった中西は，洗練された思考を通した創造力と想像力を養うために「看護に自由と遊びを」と，遺稿『異端の看護教育―中西睦子が語る』に記している（中西，2015）。それもまた，本書のめざす，看護教育を超えた思考・「心の習慣」としてのクリティカルシンキングを涵養する土壌の創生につながる資質であろう。

002 米国看護教育への導入

米国と日本の教育におけるクリティカルシンキング（批判的思考）の発展の背景は，クリティカルシンキング概念の発展，測定尺度の開発の歴史，導入の契機および実践で異なる（第１章 1-2, p.4；道田，2015；津波古，2015）。米国に目を向けると，20世紀に入ってからのクリティカルシンキングの概念は，1940年代初期の研究者である Glaser によって，よき市民に必要な能力として発展してきた（道田，2015, p.2）。その後，同様の観点から，1980年に Paul & Elder がクリティカルシンキング・センターを創設した。考え方の質の向上，「知的公平性」などをめざして，同年に市民参加のセミナーを開催し，現在は Elder を中心に，"Working for essential change in education" と銘打って活動を継続している。

教育への導入に焦点をあてると，1940年代に米国のカリフォルニアを中心にスタートしたクリティカルシンキング育成が，1983年にカリフォルニア州立大学において卒業要

件となり，クリティカルシンキング教育が急速に普及した(Paul, 1984；Ennis, 1985；鈴木, 2006)。その背景には1960年代から盛り上がってきた教育パラダイムの改革があり(第1章1-2, p.4：鈴木, 2006)，加えてロックフェラー財団(Rockefeller Commission on Humanities)の推奨があったことをEnnisは『クリティカルシンキングとカリキュラム』(1985, p.28)に記している。また，当時，クリティカルシンキングを教育に取り入れるにあたって，教員，教育システム，大学の試み，定義の解釈の違いなどの問題についてEnnisは懸念を表出している。Ennisと同時代の哲学者Siegel(1985)は，哲学的観点から教育効果を図るうえでクリティカルシンキングが正当化される必要性を『Educating reason』で言及している。それぞれの文献(Ennis, 1985, 1989, 1996；Siegel, 1985；Baron & Sternberg, 1987；Norris & Ennis, 1989)からいえることは，クリティカルシンキングの定義や「考える」ことを巡って，米国の教育・哲学・心理学の専門家たちがさまざまな観点から，真摯に，忍耐強く論議を続け，学際的な共通の定義や意味を見出す努力を惜しまなかったことである。

　クリティカルシンキングの定義がさまざまに行きかうなかで，米国哲学協会(APS：American Physical Society)の嘱託を受けたFacioneのデルファイ法による研究成果は，クリティカルシンキングの定義を「目的的・意図的で自己制御的な判断(to be purposeful, self-regulatory judgment)」，また「探求のツールとして重要なもの」であるという1つの指針を示すこととなった(1990, p.6)。その後もインターネットを通じて，Facioneは指針を示し続けている(Facione & Facione, 2008；Facione, 2015)。

2-1　米国看護教育への導入の背景

　クリティカルシンキングが米国の看護教育に早期に導入された背景には，医療・看護現場における不確かさに対する実践の可視化への取り組みや，看護過程とクリティカルシンキングの類似・相補関係性の気づき，クリティカルシンキングの看護の独自性(領域固有性)の明確化，および看護系大学認証評価にともなう，全米看護連盟(NLN：National League of Nursing) (1992)，米国看護認証評価基準協会(NLNAC：National League for Nursing Accrediting Commission) (1997)，米国看護系大学協会(AACN：American Association of Colleges of Nursing) (1998)のクリティカルシンキングカリキュラム導入義務化と，看護教育プログラムの明確な成果評価の要請，が挙げられる(Walsh & Seldomridge, 2006；Riddell, 2007；Twibell, et al., 2005；野地，2002；津波古，2015)。

2-2　看護実践の可視化

　1960年代，科学・医学はめざましく変革を続けた。とりわけ1960年代後半は，実学としての医療科学・生理学・看護学において，理論的にも実践的にも現在の根幹をなす発展の時期となった。その後も急激な進歩を続ける医学教育では，ヘルスケア環境の変化や不確かな状況・予測できないことへの対応として，医療の可視化をめざしPOS(問題志向型

記録システム)を導入し，今日に至っている(日野原・渡辺，2012)。社会学者のなかには，そうした医療の進歩と不確かな臨床現場への準備教育のあり方として，「不確かさに対する思考の訓練」の必要性を早期から指摘した者もいた(Fox, 1957)。Fox は，「There are areas of experience where we know that uncertainty is the certainty(不確かさが確かである経験領域が存在する)」という Conant の言葉を用いて，医療看護の臨床現場を表現している(Fox, 1957, p.207)。

　米国の高等教育拡大に伴う教育内容の専門化は，看護学においても同様に，1950～60年代が大きな転換期となった。『ブラウンレポート：これからの看護』(Brown/小林訳，1948/1966)以来，プロフェッショナル・ナースの役割の考究が始まった。1860年代後半，イギリスの地において「看護」の基盤をつくったナイチンゲールの理論・実践のエビデンスが，約100年近く後の1950年代後半～60年代に米国の看護教育研究者・実践者によって"再発見"され，その後の看護学の発展へとつながっていった(筒井，2015, pp.516-535)。前述の医療の可視化に向けて系統立てた POS(現在は患者指向も意味する)の取り組みと並行して，看護教育はケアの可視化を試みるべく「看護過程」という様式の共有看護記録をとった。これは共通言語を用いることによって，他専門職種との情報共有を行うものである。1961年，最初に「看護過程」に注目したのは，Orlando であった(池田，2008；小玉，2015)。Orlando の提唱する看護過程記録は「看護師が自分の反応(自分の知覚-思考-感情の流れ)を意識的に表出し，自分が患者の言動をどのように知覚し，考えたり感じたりしているかを患者に伝えること」(池田，2008, p.139)により，患者のニードを可視化する記録であった。しかし，患者と看護師のコミュニケーション，相互作用の過程の可視化の試みであった看護過程は，その後，科学的問題解決過程に変わっていく(Tanner, 1997, 2000)。さらに，1980年代になり，医療環境の急激な変化に対応する看護能力が求められ，看護過程は臨床判断や意思決定のスキルや方法として変化していった。後に，看護過程とクリティカルシンキングは同義語として期待されることになる(Simpson & Courtney, 2002；Rubenfeld & Scheffer, 2010；Alfaro-LeFevre/本郷監訳，2008/2012；Tanner, 2000)。

2-3　クリティカルシンキングと看護過程の類似性

　看護実践の可視化は，ケアの質の向上をめざして「看護過程」の様式をとり，実践学である看護教育の中心に常に置かれてきた。それは，臨床の不確かさへの思考の訓練を必要とすることでもあった。しかしながら一方で，この「看護過程」という用語は『ザ・ナーシング・プロセス――この呼び名はこれでよいだろうか？』(Henderson/小玉編訳，1982/1988)の論説にはじまって，「論争の余地ある言葉」と異論も出されている(Tanner, 2000；小玉，2015)。また，日本においても，看護過程の用語解説で記述されている，Orlando の提唱した「人間関係の過程と問題解決法の構造を取り入れた過程」(古橋，2015)との実践上の相違についての再考が，今なお続いている。

　こうした看護過程の名称や方法の論争が背景にあるなかで，米国看護師協会(ANA：American Nurses Association)より『看護実践の範囲と基準』(1991)が出された。それは「包

括的で，アセスメント，診断，計画，実施，評価で構成されており，看護過程の構成要素が含まれクリティカルシンキング（批判的思考）モデルに焦点があてられ看護実践の基準として」（古橋，2015，p.599）発表されたものであった。2010年に出された米国看護師協会（ANA）の『看護実践基準』（ANA, 2010）においても，「看護過程」はクリティカルシンキングで立証される看護ケアのコンピテンシーレベルとして，同じではないものの，クリティカルシンキングをその同義語として説明している。ヘルスケア環境の急激な変化も加わり，米国看護認証評価基準協会（NLNAC）（1997）による看護プログラムの成果評価への対応（詳細は本章 2-4 にて後述する）などとも相まって，米国では早くから看護教育にクリティカルシンキングが取り入れられてきたのである。

　米国の『看護実践標準』（ANA, 2010）によると，看護過程は 6 つの構成要素，ケアする対象のアセスメント，看護診断，アウトカムの明確化，計画，介入，評価からなる。看護の実践を可視化する看護過程の構成要素は，Norris & Ennis(1989)が説明するクリティカルシンキングの構成要素と類似している。また，クリティカルシンキングと看護過程は，プロセスであること（Ennis, 1996；楠見・道田，2015；Alfaro-LeFevre, 2013）においても類似している。津波古(2015, p.170)は，クリティカルシンキングの定義のうち，「根拠的そして内省的な思考であり，信念や行動を決定する」（Ennis, 1996）点に注目する。すなわち，クリティカルシンキングにおける「根拠的思考」は看護に必要な根拠・エビデンスに基づく問題解決能力につながり，「内省的思考」はケア介入前後の内省力，「信念と行動のための意思決定」は看護介入・実践の判断であり，看護実践プロセスそのものであるととらえることができる。

　楠見の「クリティカルシンキングのプロセスと構成要素」（第 1 章 図 1-2，p.7），情報の明確化，推論の土台の検討（情報の分析），推論，行動決定は，「看護過程」の情報のアセスメント，看護診断，計画，介入，評価，修正フィードバック，という一連の要素と流れに類似している。これらは，看護実践における推論と問題解決のプロセスとも類似する。さらに，「実行する過程とそれをモニターする過程」と「他者との相互作用を用いて能力・態度を促進する実践」という点においても類似性があり，看護実践力を発揮するうえで相補関係にあるといえる。

　コミュニケーション教育学の観点から，鈴木(2006, p.17)は下記の 5 段階を，「クリティカルに考えるための基本モデル」として提示している。

- 査定(assessment)：何が問題なのか，何がなされるべきかを決定する
- 診断(diagnosis)：問題解決のプロセスに必要なデータを収集する
- 計画(planning)：何がなされるべきかを熟考する
- 施行(implementation)：プランを実行に移す
- 評価(evaluation)：目標が達成されたかどうかの決定を下し，もし結果が納得のいくものでなければ，プランを修正する

「診断」の説明の表現に差異はあれ，これは第 3 章（p.79）で述べる基本的な看護過程の「直面的問題の確認」のプロセスと似ている。鈴木のいう査定は全体の評価と予測を行うこと

であり，診断は問題に直面し，問題解決のためのデータの確認・評価と分析にあたることである。計画はアウトカムを予測して何がなされるべきかを考えてプランを作成することである。このように，「クリティカルに考えるための基本モデル」もまた，看護過程のプロセスとの類似性を示している。

2-4 米国看護教育評価機構による要請

全米看護連盟(NLN)(1992)，米国看護認証評価基準協会(NLNAC)(2002)と米国看護系大学協会(AACN)(1998)は，看護実践の多様性と複雑さへの専門的な対応として，看護師の創造的および批判的思考を育成することを重要課題と掲げ，クリティカルシンキングカリキュラム教育の義務化を発表した。そのカリキュラム教育の成果評価への要請が，看護教育にクリティカルシンキングを導入する重要な転機となった(Simpson & Courtney, 2002, p.93；Walsh & Seldomidge, 2006, p.212)。加えて，1989年，AACNの看護大学高等教育評議会(the Council for Baccalaureate and Higher Degree Programs in Nursing)は，認証評価の基準を5つのアウトカム，①クリティカルシンキング，②コミュニケーション，③治療的看護介入，④卒業率，⑤就職率，へと改定した(Videbeck, 1997b, p.23)。つまり，①〜③で表される学生の到達成果が，大学の教育プログラム評価に影響し，さらには個々の学生のクリティカルシンキング能力の評価につながったのである。ただし，教育プログラムの明確な成果として，クリティカルシンキングは看護教育評価機構の評価指標とはなったが，いずれの機構においても，この段階ではクリティカルシンキングの共通定義を示していない(Riddell, 2007, p.121；Rubenfeld & Scheffer, 2010)。

大学のシステムやカリキュラムを評価対象とするだけでなく，学生のクリティカルシンキング能力およびその成果が評価対象となり，プロセスとプロダクトの二重の評価がなされることとなった(Videbeck, 1997b)。この大きな変化により，看護大学のプログラムは認証評価基準に沿うように考究され，クリティカルシンキングの既存の定義のうち，より納得できるものを活用しながらプログラム評価の成果をめざしていった。たとえば，看護学生のクリティカルシンキング育成の成果アセスメントの測定については，既存の測定用具を用いて取り組み始めたことがいくつかの論文で述べられている(Walsh & Seldomridge, 2006；Tanner, 1999)。このように，看護大学はそれぞれのカリキュラムのなかでクリティカルシンキングの定義と評価方法を模索していくことになったが，結果的に，その努力が看護教育の質の担保とケアの質の向上を求めることとなり，クリティカルシンキングの定義と方法論に関するエビデンスの蓄積に向けて，教育・研究を継続的に発展させ，米国看護教育における創造的・批判的思考が洗練されていったと考えられる。

表 2-1　クリティカルシンキングの特性・スキルの比較

	Alfaro-LeFevre(2013)		Rubenfeld & Scheffer(2010)		Facione/APS(1990)
特性[*1]	自己認識 状況への鋭敏さ 柔軟さ 創造的 好奇心と探求心 純粋さ/真正 正直さと廉潔さ 論理的と直観的 開かれた心と公平性 効果的対話者 分析と洞察力 自信とレジリエンス 自律/責任 注意と思慮深さ 多様性への感受性 現実的と実践的 内省的と自己修正 順向的 勇気 忍耐と不屈 健康的 向上志向	心の習慣	自信 状況認識 柔軟性 創造性 探究心 知的誠実さ 直観 開かれた心 内省 忍耐力	素質	自己−信頼 成熟 探究心 信頼探索 開かれた心 系統性 分析 自己制御
能力[*2]	①クリティカルシンキングの特性(態度/行動) ②知的スキル(理論的・経験的な知識) ③技術的スキル ④対人・セルフマネジメントスキル	認知スキル	分析 基準の適用 識別 情報の探索 論理的推論 予測 知識の変換	スキル	分析 評価 解釈 説明 自己制御

[*1] 個人の特性に関連したクリティカルシンキングの指標を示した。なお，Alfaro-LeFevre による注釈として，ここで挙げた内容は「あくまでも理想であり，完全に身につけている人はだれもいない」としている。
[*2] クリティカルシンキング能力は，①②③④が複合的に重なる領域である。

〔Alfaro-LeFevre, R.(2013). Critical Thinking, Clinical Reasoning, and Clinical Judgment : A Practical Approach, 5th ed (pp.12-14). St Louis, MO : Elsevier. ; Rubenfeld, M. G. & Scheffer, B. K.(2010). Critical Thinking TACTICS for Nurses (pp.32-36). Sudbury, MA : Jones and Bartlett Publishers. ; Paul, R. & Elder, L./村田美子，巽由佳子(訳). (2001/2003). クリティカル・シンキング:「思考」と「行動」を高める基礎講座(pp.21-48). 東洋経済新報社. ; Norris, S. P. & Ennis, R. H.(1989). The Practitioners Guide to Teaching Thinking series : Evaluating Critical Thinking (p.12). Critical Thinking Press & Software. ; Andreou, C, et al.(2013). Learning styles and critical thinking relationship in baccalaureate nursing education : A systematic review. Nurse Education Today, 34(3), 362-371. ; Baron, J. B. & Sternberg, R. J.(1987). Teaching Thinking Skills : Theory and Practice(pp.12-15). New York, NY : Freeman. ; Miller, M. A. & Babcock, D. E./深谷計子，羽山由美子(訳). (1996/2002). 看護にいかすクリティカルシンキング(p.58). 医学書院. をもとに筆者作成〕

2-5　クリティカルシンキングの領域固有性と看護の独自性

　　　　　クリティカルシンキングのさまざまな定義が用いられる混乱のなか，米国哲学協会(APS)の要請を受けた研究結果として，Facione(1990)が前述の定義を示した(p.50)。以降，

	Paul & Elder (2001)		Norris & Ennis (1989), Ennis (1996)		Watson & Glaser (2008)	
	特性	知的公平さ 根拠に対する自信 知的謙虚さ 知的自律 知的共感 知的統合 知的正義感 知的勇気 知的忍耐	**性質**	開かれた心 明確さと正確さ 非懐疑主義 根拠探索 焦点化と十分な情報 総合的状況 自己意識 不十分な根拠への注意		
			能力	議論分析 修辞的方略 演繹 帰納 質問 判断信頼性 統合 規則的行動 仮説・推測・定義 誤謬レベル	**能力**	分析 基準の適用 論理的推論 情報探索 知識の転換 類似・差異の識別 予測

看護教育および研究の多くは，この定義を実践に活用し，研究が続けられることとなった。

　一方，1990年以降の看護教育においては，クリティカルシンキングは看護認証評価基準のカリキュラム評価の対象となり，その評価に向けたさまざまな取り組みが進められた。とりわけ，プログラムの成果となる学生の能力については，既存の定義および測定を適用し評価する必要に迫られた。つまり，クリティカルシンキングに関して，カリキュラムへの概念の導入と教育実践，およびアウトカム研究を同時進行させざるを得ない状況となったのである。そのため，看護教育において，一方向性を見いだすエビデンスが求められるようになった（Alfaro-LeFevre／本郷監訳，2008／2012；Simpson & Courtney, 2002；Walsh & Seldomridge, 2006）。

　看護はチーム内でケアを可視化し共有することが重要である。その専門性の深化にともなって，次第に看護師のコンピテンシーが注目されはじめた。コンピテンシーを高めるためにクリティカルシンキングが導入され，それによる看護スキルの向上の成果が期待されたが，1995年には，明確な結果が得られないことに疑問をもち，看護実践学の領域固有性に注目した，とRubenfeld & Scheffer (2010)は著している。Scheffer & Rubenfeld (2000)は

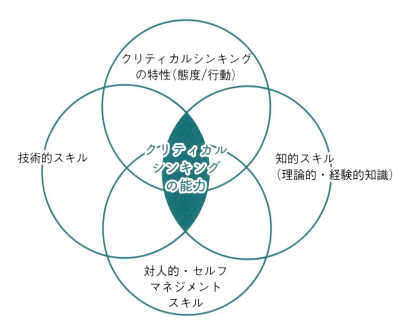

図 2-1　4つの円からなるクリティカルシンキングのモデル
〔©2015 Alfaro-LeFevre. R. www.AlfaroTeachSmart.com〕

　APSと同様のデルファイ法による研究を行い，「看護実践におけるクリティカルシンキングの特徴」を抽出した。すなわち，看護におけるクリティカルシンキングの「心の習慣」を10の特徴（自信，状況認識，柔軟性，創造性，探究心，知的誠実さ，直観，偏見のない開かれた心，内省，忍耐力）で示し，「認知スキル」を7つ（分析，基準の適用，識別，情報の探索，論理的推論，予測，知識の変換）に分類した（表2-1）。さらに，他分野にはない看護独自のスキルとして，「創造性」と「直観」の特性と「知識の変換」スキルを明示した。米国の看護雑誌『Nursing Education』（2000）ではクリティカルシンキングの特集が組まれ，Scheffer & Rubenfeldのデルファイ法による研究を取り上げている（Scheffer & Rubenfeld, 2000, pp.352-359）。

　一方，Alfaro-LeFevre（1995, 2013）は臨床実践のなかでクリティカルシンキングをとらえ，「臨床判断を超えて」個の特性と変容に注目した。Alfaro-LeFevreは，クリティカルシンキングは広義の用語であり，臨床推論は特定の用語である，と説明し（Alfaro-LeFevre, 2013, p.8），クリティカルシンキングのよい同義語は「推論」であると述べた。また，クリティカルシンキングと臨床推論はプロセスであり，そのアウトカムとして臨床判断（結論，決定，あるいは意見）へ導かれると記している。さらに，「4-サークルCTモデル」を提示し，クリティカルシンキングの能力（ability）はクリティカルシンキングの特性（態度/行動），知的スキル（理論的・経験的知識），対人的・セルフマネジメントスキル，技術的スキルの4つが複合的に重なる領域で育成されるとした（図2-1）（Alfaro-LeFevre, 2005, p.6）。加えて，クリティカルシンキングは複雑なプロセスであり，何を達成するかによって状況によって変化するため，クリティカルシンキングに唯一の正しい定義はない，と主張した（Alfaro-LeFevre, 2013, p.7）。

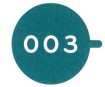

米国看護教育のクリティカルシンキング育成の変遷と動向

　ここからは，看護教育におけるクリティカルシンキング育成の変遷と動向について，文献レビューによって考察を深めていくこととしたい。なお，米国看護教育における30年余のクリティカルシンキングの取り組みを概観するにあたり，以下の文献を参考にした。

i.　プレレビュー(津波古，2015)：CINAHL(2013/12/27)を中心に，検索式を「critical thinking」(14,057)，「critical thinking + nursing」(2,537)，「critical thinking + nursing + nursing education」(803)，「critical thinking + nursing + nursing education + evaluation」(297)とし，最終297文献を対象に研究の傾向をみたもの

ii.　2016年に検索した7つのレビュー文献(Adams, 1999；Scheffer & Rubenfeld, 2000；Simpson, 2002；Walsh & Seldomridge, 2006；Riddell, 2007；Romeo, 2010；Billings & Halstead, 2016)

iii.　『Journal of Nursing Education』に取り上げられた5つのクリティカルシンキング特集号(Vol.36, No1, 1997；Vol.36, No10, 1997；Vol.38, No.3, 1999；Vol.39, No.8, 2000；Vol.45, No.6, 2006)

iv.　2006年以降の看護教育関連の主な文献(Oliver, 2010；Kalisch & Begeny, 2010；Billings & Halstead, 2016, p.27)

v.　近年の米国以外の看護・学際的文献(Andreou, et al., 2013；Moore, 2013)

　米国では，1980年代に学部教育へのクリティカルシンキングの導入にともない，看護教育におけるカリキュラム開発および関連した研究の取り組みが始まった。その30年余の軌跡は，看護教育・研究(者)の学術的探究心と自己研鑽の"問う"姿勢を映し出すものだといえる。

　クリティカルシンキングの導入と教育的・実践的活用に対してはこれまでさまざまな議論が繰り返されている。その多くの論文の結語に，明確なエビデンスの構築に向けたさらなる研究の必要性と「dialogue(対話)」の呼びかけが記されている(Videbeck, 1997a, 1997b；Morin, 1997；Adams, 1999；Tanner, 1999；Walsh & Seldomridge, 2006；Scheffer & Rubenfeld, 2006；Riddell, 2007)。同時に，確証のためのエビデンス不足に対する批判的な見解もあるなかで，目的と制御(Alfaro-LeFevre, 2013：Facione, 1990, 2015)をもつ良質の考え方に注目し，臨床判断や推論の基盤となるクリティカルシンキングの定義，看護実践の展望や限界などの議論や研究(Kalisch & Begeny, 2010；Oliver, 2010；Andreou, et al., 2013；Tanner, 2006；Alfaro-LeFevre, 2013；Chinn & Kramer, 2011)が今日なお重ねられ，再評価と新たな取り組みへと向かっている。

　米国看護教育におけるクリティカルシンキングの取り組みを概観すると，1980年以降のカリキュラム導入から，クリティカルシンキング能力の育成と測定に焦点をおいた**導入―定義と測定方法の模索**の時代，2000年のScheffer & Rubenfeldの『A Consensus

Statement on Critical Thinking in Nursing』および Gordon の『Congruency in Defining Critical Thinking by Nurse Educators and Non-nurse Scholars』から 2006 年の Tanner の『Thinking Like a Nurse : A Research-Based Model of Clinical Judgment in Nursing』の論文を境に変化を示す．クリティカルシンキングのこれまでの**取り組みの評価―看護の独自性の明確化**の時代，そして，生涯にわたり自律した批判的思考をもつ看護者の育成に向けたクリティカルシンキングの**再評価―習慣とスキルの育成**の時代，という 3 段階の大きな流れがみられることがわかる．

近年では，良質なケアの提供のためだけではなく，医療科学情報・環境の急激な変化に対応した，21 世紀を担う看護師育成のアプローチとして，看護学生の継続的な認知的態度的変容をうながすという観点からの教育の取り組みが続けられている．すなわち，看護教育というくくりを超えて，「心の習慣・スキル」としてのクリティカルシンキングを生涯修得していく必要性の視点から，再評価が行われているという米国の動向が推察されるのである．米国看護教育におけるクリティカルシンキング育成の真摯かつ渾身の取り組みをひも解くことは，われわれに多くの示唆と新たなチャレンジを明示する．

3-1　導入―定義と測定方法の模索

「クリティカルシンキング」を冠した看護系の本が米国で最初に出版されたのは，1980 年代後半，米国の看護学教授と哲学教授との共著『Critical Thinking in Nursing』（Bandman & Bandman, 1988, 1995）である．その冒頭を訳すと，看護は「今は変化のときである．看護は理論，実践，社会の要請を明確にすることに積極的で，現状に対して吟味的・批判的である」（p.2, 1988 ; p.4, 1995）という興味深い記述がある．つまり，看護は時代の変化に理論的・実践的に適応すべく，クリティカルシンキングをもって躍進する専門職であることを示唆している．現状について「問うこと」を続け，社会・医療看護の変化にチャレンジする姿勢は，本章 3-3（p.62）で後述する再評価から展望期の論文のコメントにもみられる．

クリティカルシンキング導入の 1980 年初期の看護教育は，書く力を通したクリティカルシンキング育成（Hahnemann, 1986 ; Lantz & Meyers, 1986 ; Lashley & Wittadt, 1993）に関心が示されており，米国の国語（英語）教育やリベラルアーツ教育にルーツをもつクリティカルシンキング教育の一面がみえる（鈴木, 2006）．これは，日本における『クリティカルシンキング・ロジカルライティング』テキスト（楠見ら監修, 2013）を通した取り組みや筆者の現行の初年次教育の試みと共通する．

並行して，看護教育プログラムの成果評価がクリティカルシンキング育成の対象となると，プログラムの見直しやカリキュラムプロセスの評価が行われることになる．1980 年代後半に入ると，クリティカルシンキング育成は看護教育の認証評価の基準となり，次第にカリキュラムの評価プロセスから学生の成果評価に関心がシフトする（Walsh & Seldomridge, 2006, p.212）．既成のクリティカルシンキング測定ツールを用いて，クリティカルシンキングと看護実践力や National Council Licensure Examination-Registered Nurse（NCLEX-RN），米国の看護師資格の合格率との関連など，学生の能力測定の種々の研究が重ねられ

る(Romeo, 2010, p.383-384 ; Adams, 1999, p.114)のである。

　看護教育にクリティカルシンキングが導入されておよそ10年を経た1993年，米国の定評ある看護雑誌『Journal of Nursing Education』の編集者であるTannerは，「クリティカルシンキングと臨床判断を主題とした論文寄稿の呼びかけに多くの原稿が寄せられ，反応の多さとその重要さに特集を組む」(1993, p.387)と論説に記している。同論説のなかで，Tannerは次のような4つの明晰で建設的なポイントを指摘している。

　第1に，多くの教員がクリティカルシンキングや臨床判断をとらえられていない看護過程モデルに限界を感じ始めており，今は看護過程に代わるモデルはないが，新しい可能性に目を開いていく必要があること。

　第2に，看護実践の中心となる知の本性について，さらなる研究を必要としていることを，投稿論文の多くが指摘していること。そして，経験知に裏づけされた看護の認識論が基にならない限り，たとえばクリティカルシンキングや臨床判断といった「より高次の思考」を理解し教えたりすることは難しいことも併せて示している。

　第3に，これまでの教育実践のなかには学生のクリティカルシンキング能力を育むどころか，育成を阻んでいるのではないかと懸念する暗黙の認識があること。ゆえに学生の学びの自覚をうながし，学習推進力への努力を邪魔しないことや，大学院生であればクリティカルシンキングの表出の1つとして概念の明確化を用いることを提案している。

　第4に，多くの看護研究投稿論文は学生の知的能力向上の支援に対する洞察を与えること。学生の能力開発，クリティカルシンキングや臨床判断力への決定的なアプローチ策はないが，クリティカルシンキングや臨床判断の構成要素や既存の概念の限界が何なのかへ思考を向けていかなくてはならないことを示唆している。

　1997年になると，同誌は1月と12月の2度クリティカルシンキングの特集を組んでいる。1月の特集を概観すると，同誌編集論説(Tanner, 1997, p.3)が指摘しているように，次の2点に集約できる。

- クリティカルシンキングのジェネリック・スキルと学術・領域固有のクリティカルシンキング・スキルの差異の論争
- 明確なエビデンス研究の積み重ねの必要性

12月の特集では，クリティカルシンキングの定義，育成の方略，および測定法の不確実さゆえに，「Critical Thinking ― Say What ?(クリティカルシンキング―何をいう？)」(Morin, 1997)というタイトルが示すようにいささか懐疑的なスタンスの編集論説を掲載している。クリティカルシンキングが，その導入後，看護教育の認証評価の基準となったことも相まって，教育評価について模索している様子がうかがえる。

3-2　取り組みの評価―看護の独自性の明確化

　クリティカルシンキング導入から取り組みの評価へ移行する時期にみられるテーマは，

①看護の領域固有性，および関連する看護過程の用語の互換性の問題，②「看護的思考」，③経験的エビデンス，④前提の見直しである。

　定義や測定法の諸々の研究成果が一定の効果的方向を見出せない状況が続くなか，クリティカルシンキングの看護領域固有性と評価にインパクトを与えた重要な論文は，2000年に『Journal of Nursing Education』の同じ号に掲載されたGordonとScheffer & Rubenfeldの研究論文である。Gordonは，Facioneのクリティカルシンキング概念比較において，看護教育者と他分野専門家では「計画」「意思決定」「問題解決」「研究」の構成要素に明らかな差異を示したことを述べた(Gordon, 2000, p.347；野地，2002)。また，本章 2-5(p.54)でも触れたように，Scheffer & RubenfeldはFacioneと同様にデルファイ法を用いた方法で，クリティカルシンキングの定義として「心の習慣と認知スキル」を提示し，看護領域固有の特徴を浮き彫りにした(表 2-1)。

　この画期的な2つの研究成果は，看護の特殊性と他学問領域との差異として注目され，これまでの諸研究に散見されたどっちつかずの"ミックスした成果"の説明にも用いられた。Scheffer & Rubenfeldの論文が掲載された号の編集論説『Critical Thinking: Beyond Nursing Process(クリティカルシンキング——看護過程を超えて)』で，編集長のTannerは，1980年代には看護過程が臨床意思決定や臨床判断と同義語として使われたことを指摘し，今度は看護教員の考える看護過程がクリティカルシンキングと同義語としてとらえられている研究結果(Gordon, 2000)を懸念する，と述べた。このような看護の独自性を背景にした用語の互換性の混乱については，他にもいくつかの指摘がある(Simpson & Courtney, 2002, p.93)。

　さらに，インパクトを与えたもう1つの論文は，「看護的思考」の考え方を反映したTanner(2006)の『Thinking Like a Nurse: A Research-Based Model of Clinical Judgment in Nursing(看護師のように考える——研究に基づく看護臨床判断モデル)』である。臨床判断に関する200近い文献レビューから抽出した5つの結論，とりわけ，

- 状況の客観的データよりも看護師の状況への寄与が臨床判断に優位に影響すること
- 看護ケアユニットの文化や状況の文脈に影響されること
- 看護師は種々の推論パターンや混合したパターンを用いていること

などは，臨床教育実践に大きな示唆を与えた。Alfaro-LeFevreは後に，クリティカルシンキングを知るマッピングの1つとしてTannerの結論を要約し，自らの著書に記載している(Alfaro-LeFevre, 2013, p.73)。Tannerのいう「thinking like a nurse」とは「看護的思考」であり，「看護師的な観点，思考プロセス」(喜吉，2015, p.625)を意味する。

　2006年のTannerの論文掲載後，徐々に『Journal of Nursing Education』の論調が変わり(Walsh & Seldomridge, 2006；Riddell, 2007；Romeo, 2010)，これまでとは違う看護教育マインドセット(mindset)を暗示させるようになっていった。また，オレゴン州コンソーシアムのなかで，Tannerは看護実践と教育のギャップ改善に向けたカリキュラム改革に取り組んだ(Tanner, et al., 2008)。同時期に発表されたGiddens & Bradyの論文『Rescuing Nursing Education from Content Saturation: The Case for a Concept-Based Curriculum(詰め込み型

看護教育からの救出：概念−基盤型カリキュラムの例)』(2007)などの取り組みとも相まって，全米の看護教育カリキュラムの変革を牽引する結果につながった。近年では，Tannerは「看護師のように考える」ことを学生に教えることに焦点をおいた講演(聖路加国際大学オープンセミナー)を行っており，独自の「臨床判断モデル」として日本でも紹介されている(松谷ら，2015)。

　Tannerと同様にクリティカルシンキング教育に大きく影響を与えたのはBennerである。Benner(2009, 2010)は，看護学基礎教育への提言として「クリティカルシンキングの強調から，臨床的論証とクリティカルシンキングを含む複数の思考法の強調へ転換する」ことを述べている(Bennerら/早野Zito訳，2010/2011, p.125；山本，2015, p.425)。Bennerの論旨のポイントは，クリティカルシンキング一辺倒であった当時の米国看護教育において，「看護師が実践で使う多くの思考形態のすべて」を習慣化した単独の考え方に終始させることへの懸念であると受け取れる。Bennerは第1に，学生は「クリティカルシンキングが要求される状況とそうでない状況を判断することを学ぶ」必要があることを指摘している。

　その説明として「学生は，ある出来事，患者，状況について疑問を投げかけるとき，批判的な振り返りをするのである。そしてそれは，自己の注意を新たな解釈に向けるのに役立つ」(Bennerら/早野Zito訳，2010/2011, p.125)と述べている。ただし，Bennerは続く文章において「しかし，専門職としての実践を学ぶ際には，批判的振り返りは唯一の焦点であるべきではなく，それは主たるものでもないかもしれない」とも指摘する。つまり，第2に，「看護師には複数の思考形態が必要」であることを述べているのである。このBennerの主張は，さまざまな形で米国看護教育に波紋を投げかけ，今日に至っている。

　Bennerのクリティカルシンキングに関する指摘は，看護教育や臨地実習における「熟達」の考え方を根底にしたものであり，「学生」と「専門職としての実践を学ぶ看護師」の2つの学び方，あるいは2段階のとらえ方の必要性を示唆する重要なコメントだと筆者はとらえている。それは，第3章で取り上げる「クリティカルシンキングの観点からとらえる看護過程」へつなげていく課題とする。

　クリティカルシンキング教育の見直しは，それまでの看護カリキュラム評価と学生の能力測定の評価ツールに関する研究の積み重ねが基盤にある。文献レビューや研究テーマなどを調べると，看護独自の検討が継続されたことがうかがえる。たとえば，『Critical Thinking : Back to Square Two(クリティカルシンキング──ルート2乗に戻る)』(Walsh & Seldomridge, 2006)は，看護学部教育プログラムのクリティカルシンキングの位置づけ，役割を見直す論文である。基本に戻って，看護教育で「どのような考え方を育むか」「クリティカルシンキング育成に必要な授業の順序性は何か」「臨床においてどのような考え方を促進するか」などが再検討された(Walsh & Seldomridge, 2006, p.214)。

　Riddellは，『Critical Assumptions：Thinking Critically About Critical Thinking』と題した論文で，これまでの看護教育におけるクリティカルシンキング概念の前提を批判的に検討した。これまでの看護師や看護教員の前提が，①用語の反復適用や定義には互換性がある，②クリティカルシンキングを教えることは，クリティカルシンキング能力をもった学生の育成につながるであろう，③クリティカルシンキングを教えることで，臨床実践を上達さ

せるであろう，などであったと指摘している(Riddell, 2007, p.122)。また，Oliver は，学部看護教育のクリティカルシンキングプログラムの前提として「学生がクリティカルシンキングをしてくれれば，すばらしいケアが担保できるはずと考えていたが，そのロジックには創造的シンキングの概念が欠如していた」と述べている(Oliver, 2010, p.155)。看護教育へのクリティカルシンキング導入後は，認証評価に対する通常の大学マネジメントの観点から，カリキュラム評価とプログラムの効率的アウトカムとして学生のクリティカルシンキング能力の測定が指標となっていた。学生のクリティカルシンキング能力に焦点をあてた評価への移行は，看護教育のクリティカルシンキングに対する前提の再吟味につながった。つまり，看護教育におけるクリティカルシンキング導入の前提として，看護実践への即効性や看護師資格認定試験の合格率アップといったアウトカムへの期待などの潜在するロジックの見直しが迫られた。それは，クリティカルシンキングの根幹ともいうべき「隠れた前提の確認」の実例となったのである。

3-3 再評価—習慣と認知スキルの育成

　米国看護教育のクリティカルシンキングに関連する文献をみていくと，「変化・変換(shift)」の言葉が2006～2007年頃からあらわれる(Walsh & Seldomridge, 2006；Romeo, 2010；Billings & Halstead, 2016)。前述の取り組みの評価や看護学に求められるクリティカルシンキングの焦点化，およびこれまでの看護教育の取り組みのとらえ直しの動きである。

　まず，良質のケアのための努力としてだけでなく，ヘルスケアを取り巻く医療科学情報環境の急激な変化に対して，21世紀の看護師育成はどうあるべきか，との問いかけが，全米の看護教育のテーマとして広がっていった。Kalisch & Begeny は，2008年5月に開催された the National Advisory Council on Nursing Education and Practice のテーマが，"Educating the 21th Century Nursing Student for Practice : Through Curricula Innovation or Transformation？"であったことを紹介している。急激な変化が予測されるヘルスケア環境で，どのように21世紀のエキスパートナースとなる看護学生を育成するのかという問いかけと，教育改善を必要とする前例のない時代であることを注意喚起している。「専門知識と臨床判断技術を身につけ，変化に柔軟に適応し，リスクを考慮しながら創造的改革のできる洗練された思考をもつ看護師を育てること」，すなわち，生涯をみすえた専門職の育成が必要であることを指摘している(Kalisch & Begeny, 2010, p.157)。そして，学部教育を超えた生涯教育の観点から，「心の習慣」としてのクリティカルシンキングの必要性を示唆している(Twibell, et al., 2005, p.71；Kalisch & Begeny, 2010, p.157)。

　また，米国の医学研究所(IOM：Institute of Medicine) は『The Future of Nursing：Leading Change, Advancing Health(看護の未来)』(2011)のなかで，5つのヘルスケア能力「質の改善」「患者中心のケア」「チームワークと協働」「根拠に基づく実践」「情報科学の活用」を示した。Rubenfeld & Scheffer(2010)は，クリティカルシンキングは上記の5つのヘルスケア能力の育成および実践に適用されると述べている。

　さらに教育実践の視点から，Billings & Halstead は『Teaching in Nursing - A Guide for

Faculty, 5th ed.(看護を教授すること：大学教員のためのガイドブック)』の「学生の認知スキル育成」項目に，クリティカルシンキングを取り上げている(2016, pp.26-27)。そして，カリキュラムデザインの目標が，従来のクリティカルシンキングの効果的な育成を促進することから，クリティカルシンキングを看護へ適用した成果である「臨床判断，意思決定，推論」などが強調されるものへと変化・変換したことを指摘している。

その背景には米国のヘルスケアシステムの複雑な現状があり，「看護師は問題解決における学際的なコラボレーションや，プロフェッショナル(熟達看護師)としての複眼的な問題解決能力が要求されている」という変化がもとにある(IOM, 2010)。連動して，「看護学生にも認知スキルが要求され，推論，記憶の統合，そして深く学ぶことにより臨床推論スキルを高めること」が求められているのである。米国看護教育のテーマとして，「21世紀の看護師育成」が焦点となった2008年以降，とりわけ2010年には，「看護教育のカリキュラムは，学生を生涯にわたり自律したクリティカルシンカー(吟味的思考の人)へと導いている」と記されている(Oliver, 2010；Kalisch & Begeny, 2010)。そして，「問題解決に対する態度や積極性をもつこと」がクリティカルシンカーに期待されている(Romeo, 2010)。

研究の視点では，クリティカルシンキングには経験的エビデンスが少ないといわれるなか，Twibellらが，看護教員が学部看護学生の実習においてクリティカルシンキング・スキルを教える際に，次の点を認識していることを報告した(Twibell, et al., 2005, pp.73-74)。

- putting it all together：すべてを同時に統合し，俯瞰する
- クリティカルシンキングの促進方略を考慮する

こうした研究によって，看護教員の臨床指導をとおしてクリティカルシンキングを明確に認識するための経験的エビデンスが積み重ねられていることがうかがえる。

看護の独自性をふまえた定義の困難さや，看護プログラムの成果としてのクリティカルシンキング能力の測定に関するエビデンスの不確実さの状況は変わらず存在するとはいえ，近年は，前向きにクリティカルシンキングを再評価し(Oliver, 2010)，認知情報科学などの多様な視点から考究した学際的論文がみられるようになった。たとえば，クリティカルシンキングと関連して，看護学生の情報処理スタイル(Kalisch & Begeny, 2010)，学習スタイル(Andreou, et al., 2013)，クリティカルシンキングを高めるロジックモデル(Ellermann, et al., 2006)，さらなる学際的(歴史，哲学，文化)観点からのクリティカル概念の定義抽出(Moore, 2013)など，新たな取り組みが始動している。

3-4 米国の取り組みから得られる課題と知見

1 クリティカルシンキングについての看護領域固有の共通定義

米国においても，また，日本においても，クリティカルシンキングについて，看護教育

全体のコンセンサスを得た定義は見出されていない。関連したエビデンスの蓄積が継続課題である。

　米国看護系大学の多くでは，Ennis(1985)の定義が多く用いられている(Walsh & Seldomidge, 2006, p.212)が，定義の明確化やエビデンスの不足という点への指摘は根強い。看護領域固有の特性(心の習慣)とスキル(Scheffer & Rubenfeld, 2000; Alfaro-LeFevre, 2013)(表2-1, p.54, 55)については，これまでの看護独自の取り組みの成果が，臨床実践やIOMの示すコンピテンシーのQuality Chasmに活かされている。一方，Alfaro-LeFevreのように，クリティカルシンキングは「複雑なプロセスであり，何を達成するか，状況によって変化」していくもので，「唯一の正しい定義はない」とする立場もある(Alfaro-LeFevre, 2013, p.7)。

　クリティカルシンキングは概念であり，プロセスである。メソッドではない。たとえば，「大きな傘であり，その下にいくつかの思考のかたちを配するようなもの」(Simpson & Courtney, 2002, p.94)と表現される。クリティカルシンキングを1つのツールとしてとらえるならば，問題解決(看護過程)，看護診断(Alfaro-LeFevre, 2013)や看護介入(Twibell, et al., 2005)を導くものであると明示されている。また，クリティカルシンキングはジェネリックスキルと専門的な看護領域固有スキルの両方のアプローチが必要となるものである(Tanner, 1997, p.3)。

　クリティカルシンキングの定義を学術的観点から試みたMoore(2013)は，定義が混乱している現状についてNorris & Ennis(1989)のコメントを引用して解説している。「……問題は，クリティカルシンキングを特徴づけるさまざまな試みにおいて経験的基盤が欠如していることである。それが概念を抽象的に哲学的に扱い，内省的なメソッドに頼ってしまう傾向に陥らせる」(Moore, 2013, p.508)。加えて，「ひとたびそうした状況に陥れば，学問領域の終わりのない探求になってしまう」と指摘する。さらに，教育的目標としてのクリティカルシンキングの意味を，文献によるのではなく，「実践している学問領域において概念がどのように理解されているのかを探求し，そして教育活動でどのように用語が使われているか知ることが有効である」(Moore, 2013, p.508)と述べる。Mooreのいう「経験的基盤からの特徴づけ」といえば，たとえば，前述したTwibellら(2005)の行った，看護教員のクリティカルシンキング指導時の認識を経験に基づいて浮き彫りにした研究が匹敵するであろう。Twibellらが抽出した1つは，クリティカルシンキングとは「putting it all together(すべてを同時に統合し，俯瞰する)」能力である。換言すると「同時統合的自己制御的判断力」となり，その具体的な行動を包括する用語の分類分析で抽出した「情報探索，内省，意味理解，問題解決，予測，計画，学問的文脈への応用」(Twibell et al., 2005, p.74)は，看護独自の有用な説明としてとらえることができ，経験的な概念の認識から見出す新たな定義の模索方法として期待できる。興味深いのは「クリティカルシンキングは単に認知的訓練だけではなく，看護介入に至らせる」と成果を説明している点である(Twibell, et al., 2005, p.77)。つまり，認知的訓練は行動を導くことを示唆しているといえる。

 クリティカルシンキング育成の必要性のとらえ方

　育成の必要性を考えるとき，クリティカルシンキングは単なる「考える」こととは異なり，

そこに「目的と制御」があることを前提とすること，そして，臨床判断・問題解決・推論の基礎であること，という共通認識が必要である。Tannerの言葉を借りるならば，「エビデンスに基づいた看護実践はクリティカルシンキング・スキルを必要」とし，「学生は，『なぜその行動をしているのか（行動の理由）』『その行動をサポートするエビデンスは何か』を問うスキルと習慣を身につけなければならない…（略）…それがクリティカルシンキングなのである」(Tanner, 1999, p.99)。また，Alfaro-LeFevreの言葉を借りるならば，「看護実践における臨床判断は，クリティカルシンキングあるいは臨床推論のアウトカムであり，良質なケアに必要なもの」(Alfaro-LeFevre, 2013)である。

考えること(thinking)と知ること(knowing)は，思考の表裏一体である。Chinn & Kramerは，『看護学の総合的な知の構築に向けて』において，看護の知の発展プロセスを説明するなかで，「emancipatory knowing(解放知，囚われないで自由に知ること/社会的，文化的，政治的現状に対する批判的に内省する人間の力)」(Chinn & Kramer, 2011, p.5-6)のモデルを示している。このモデルの中心である「実践(praxis)」はクリティカルに問うことに近似しており，看護の知の4つのパターン(経験知，個人知，倫理知，審美知)とつながりながら，批判的内省/行動を導き，変革へと向かう基盤を示している(Chinn & Kramer, 2011, p.21)。このように，未来の看護実践知の構築においても，クリティカルシンキング育成の必要性が示されている。

21世紀の医療情報科学の急激な変化に柔軟に対応しうる看護師の思考の育成が必要であると，多くの看護教育者はとらえている(Kalish & Begeny, 2010, p.158；Twilbell, et al., 2005, p.71；Thompson, et al., 2000)。また，思考の育成のみにとどまらず，看護専門職(熟達に向かう者)のスキルとして，クリティカルシンキングを生涯にわたって洗練する習慣が必要との指摘もある(Romeo, 2010, p.378)。IOM(2011)が提示した「『質・安全の看護教育』に必要な6つのコンピテンシーの実践」，そして，それに呼応して示された，Rubenfeld & Scheffer(2010)の「クリティカルシンキング育成の相補関係のとらえ方と具体的な育成の方向性」などにもみられるように，「心の習慣(habit of mind)」としてのクリティカルシンキングの育成が，変化するさまざまな環境に適応的・創造的に働くという理解が看護教育界において深まっている。

3 クリティカルシンキングの測定

認知スキルの測定や，クリティカルシンキングと看護師資格認定試験との関連などの研究結果は，あまり支持されていないこともあり(Stewart & Dempsey, 2005；Giddens & Gloeckner, 2005)，実践力の測定，測定用具そのものの看護教育有用性の研究などを含めて，納得のいく成果およびエビデンスが得られるような継続研究が今後の課題である。

比較的最近の例では，クリティカルシンキング能力の測定や看護教育プログラム評価としての学生の達成度・アウトカムの測定などを中心に，量的研究のレビュー(Romeo, 2010, pp.283-284；Andreou, et al., 2013, p.367)が行われている。測定用具の例として，学生のクリティカルシンキングとNCLEX-RNの関連をみるために，CCTST(California Critical Thinking Skills Test)(Facione, et al., 1988)，CCTDI(California Critical Thinking Disposition Inventory)

表 2-2　研究文献件数の増加変移

（件数）

年代	検索式	
	"critical thinking" and "nursing"	"critical thinking" and "nursing/education"
1985～1994	231	168
1995～2004	1,027	723
2005～2014	1,300	988
2015～2016	74	53＊

＊PDF 全文入手可

■看護教育で提出された学位論文

学位論文テーマ	件数
クリティカルシンキング教育	5
クリティカルシンキング評価	14
計	19

年代	件数
1994	2
1995～2000	12
2001～2014	5
2015～2016	0
計	19

5 年間の件数（2015～2016 年のみ 2 年間）

（Facione, et al., 1994），WGCTA（Watoson-Graser Critical Thinking Appraisal（1980）を用いている。また，質的研究では，Twibell ら（2005）による，教員のとらえるクリティカルシンキングの定義に関連した取り組みがある（詳細は第 3 章 4-1, p.92）。それらに加え，クリティカルシンキングの態度の測定についての工夫も今後の課題である。

クリティカルシンキングと看護教育に関する研究文献数の推移は，表 2-2 に示すとおりである。

4　育成の方略

　　クリティカルシンキング育成は，何を育むかという目的に依拠している。Staib（2003）は，クリティカルシンキングの学習方略を〈方法・目標・評価法・成果〉の観点から 16 例レビューしているが，方法も目標もさまざまである。他にも，熟慮されたカリキュラムのなかで，認知スキル育成（Billings & Halstead, 2016），創造的変革能力あるいは態度の育成（Kalisch & Begeny, 2010, p.166），心の習慣としてのジェネリックスキルあるいは専門的な領域固有のスキル育成，など，目的によってさまざまな方略が選択されている。たとえば，Green（2000）の提唱した，カリキュラム全体（全領域）のケーススタディを通してクリティカルシンキングを学ぶテキストは定評がある。また，『Winningham's Critical Thinking Cases in Nursing：Medical-Surgical, Pediatric, Maternity, and Psychiatric, 6th ed』（Harding & Snyder, 2016）では，看護師資格認定試験を意識したケーススタディが提示されている。

　　ここまで，米国のクリティカルシンキング 30 余年の取り組みをレビューすることで，次の 2 つのことが浮き彫りになった。1 つは，クリティカルシンキングの定義についての

コンセンサスを得る以上に重要なのは，看護教員の役割の重要性を再認識し，教員が"問うこと"を評価することである(Twibell, et al., 2005, pp.74-76；Romeo, 2010, p.378；Walsh & Seldomridge, 2006, p.216)。クリティカルシンキング育成の鍵となるのは，看護教育者が効果的に"問う"役割を担うことにある。先に挙げた数々の文献では，教育方略として「質問，記述した成果，臨床カンファレンス，学生の記録の活用」が示され，教員の「問うこと」の重要性が指摘されている。看護過程の側面と対比して示す具体的な質問の例など(Twibell, et al., 2005, p.76)は，臨床実習で効果的に活用できるであろう。一方，学生のクリティカルシンキング育成において，カリキュラムや，"one-way"式あるいは教員の固持する"自分のやり方"教授法が，時として，学習者のクリティカルシンキングを抑制することにも配慮する必要がある(Thompson, et al., 2001)。

　2つ目は，学生の態度としての「問うスキル」と「習慣」の育成である(Tanner, 1999, p.99)。クリティカルシンキング育成において弱点となるのは，学生が批判的に考える時間を惜しむこと(unwilling to think critically)，また，臨床現場での緊急性と時間の制約であると，Thompsonらは指摘する(2001, pp.62-63)。学生が，考えること，そして学ぶことを自覚して，関心をもち，主体的に継続して取り組んでいくには，さまざまな工夫と方略が必要である。

　米国の30年余の変遷からみえてくるものは，看護教育者，研究者，そして臨床家が真摯に向かい合ってきた「看護とは何か」という問いであり，品格であった。それは，ナイチンゲールが「看護」と命名して以降，続けてきた看護の実践への問いである。

004　看護教育のマインドセット

　本章3節にて，米国看護教育における30年余にわたるクリティカルシンキングの変遷をたどることは，看護教育のマインドセットはどうあるべきかと考える機会でもあった。ここで，「マインドセット」とは，①考え方，物の見方，②態度，癖(ランダムハウス英和大辞典，第2版)であり，人のもつ確立された態度(the established set of attitudes held by someone)（オックスフォード新英英辞典，第3版)である。分析や行動判断を左右する，個人の認知的準拠枠に近い。もともとは人間の思考様式に関心をもつ米国スタンフォード大学のDweckの研究理論に端を発しており，著書には『「やればできる！」の研究：能力を開花させるマインドセットの力』(2006/2008)がある。同書の冒頭には「人間の信念の力を証明するという，心理学の伝統的テーマのひとつである」(p.9)と記されている。その前提には人間の基本的資質は努力しだいで伸ばすことができるという信念があり(p.17)，そのうえで，Dweckは「しなやかなマインドセット」の心のあり方を推奨している。同時に，今の自分の考え方を変えたくない,努力したくない人への配慮的コメントもある。（固まったマインドセットの人は)「努力しなければはじまらない，ということはだんだん認められるようになるが，その努力が報われる保証はない，というのはやはり受け入れがたいこ

と」(p.243)と相手の立場を語る。「努力を惜しまない・惜しむ」ことは人それぞれであり，本人の関心と主体性が優先されるのである。

同様に，前述したクリティカルシンキングの弱点の1つ「unwillingness（消極性）」が，批判的に考えることに対する学生のチャレンジ的姿勢に影響する。個人として，また看護専門職業人として，自己の成長へつながる「知的公平性」などを身につけるためには自助努力が望まれることを鑑みると，クリティカルシンキング育成に関する看護教育のマインドセットはどうあるべきか，考えておく必要がある。

看護教育カリキュラム，教育実践，臨床実践，研究がセットとなって，思考・認識・判断などの働きをする精神や心のありようが集合的看護専門職マインドセットとして創られていく。それは看護の知が蓄積されていくプロセスでもある。かつて，Carper(1978)は，「It is the general conception of any field of inquiry that ultimately determines the kind of knowledge the field aims to develop as well as the manner in which that knowledge is to be organized, tested and applied. The body of knowledge that serves as the rationale for nursing practice has patterns, forms and structure that serve as horizons of expectations and exemplify characteristic ways of thinking about phenomena」(p.13)と記した。簡訳すると「いかなる研究領域にせよ，その領域がめざす知の発展を究極的に定め，知が系統づけられ，試され，適用されることが一般的考え方である。看護実践の論理的根拠となる知は，パターン，フォーム，そして構造をもっており，期待の地平線を示し，現象について考える特有のやり方を実証する」ということである。さらに，「そのような理解が，知ることとはどういうことか，看護学に最も重要な知識は何かという問いに，批判的傾聴（critical attention）ができる」とCarperは続ける(p.13)。熟考されたCarperの言葉は今なお含蓄に富み，心に染み入る。米国の30年余のクリティカルシンキング育成の教育は，「知が系統づけられ，試され，適用される」，その途上にあるといえるであろう。

005 日本の看護教育におけるクリティカルシンキング

5-1 日本における現状

日本における現状を把握するために，クリティカルシンキングに関する看護研究文献の掲載数に焦点をあてると，舩木・塚本(2013)の国内文献レビュー（138該当文献からクリティカルシンキングに関連する意味内容が含まれる38文献を対象）の「対象文献の年次推移」において，検索にあらわれる最初の研究掲載は1997年である。「自分の推論過程を意識的に吟味する反省的思考」（楠見, 2010）を中心におくクリティカルシンキングの看護研究は，中西(1987b)が日本の看護教育に思考の訓練，とりわけ，推論の訓練の必要性を指摘したと

きより約10年後の研究である。研究は2000年から増え始め(3件)，2004年と2008年をピーク(5件)となり，2010年以降減少傾向を示している。研究が減少している理由は定かではないが，2002年に「クリティカルシンキングのスキルを育てる」としてクリティカルシンキングを特集した『看護教育』誌は，「臨床を超えたクリティカルシンキング」への期待を込めて特集「クリティカルシンキングは終わらない」を2013年に再度取り上げ，クリティカルシンキング育成再検討の機として期待を寄せている。

　研究内容に関しては，『CT(クリティカルシンキング)を意識した教育の評価』『尺度開発やCTの概念構造を明らかにする』『学生の状況や能力を評価する』『教育方法開発のための資料』の4つに舩木・塚本は分類している(舩木・塚本，2013，pp.63-68)。近年の文献に『看護教育におけるクリティカルシンキング育成効果』(眞壁・伊藤，2011)や，尺度開発の試みとして『看護基礎教育における批判的思考態度を測定する尺度の信頼性と妥当性の検討』(常盤ら，2010)もみられ，継続・発展的研究が望まれるテーマである。

　前述の文献の推移で，研究が増え始める年の2000年は，米国の看護雑誌『Journal of Nursing Education』でクリティカルシンキングの特集が組まれ，Scheffer & Rubenfeld の看護実践におけるクリティカルシンキングの「心の習慣」10の特徴と7つの「思考のスキル」を明示した論文が掲載された年であり，その影響が推察される。2002年の『看護教育』誌の特集，さらに同年7月には，Rubenfeld が「日本看護学教育学会第12回学術集会」に招聘され，札幌で講演を行っている。

　クリティカルシンキングの理解および実践に関するテキスト翻訳では，『看護場面のクリティカルシンキング』(Alfaro-LeFevre/江本監訳，1995/1996)や，『クリティカルシンキング：看護における思考能力の開発』(Rubenfeld & Scheffer/中木ら監訳，1995/1997)が紹介される。2000年以降は，クリティカルシンキングの実践本として，野地・牧本編著の『楽しく学ぶクリティカルシンキング：根拠に基づく看護実践のために』(2001)と，Miller & Babcock『看護にいかすクリティカルシンキング』(Miller & Babcock/深谷・羽山監訳，1996/2002)が出版されている。しかし，これまで日本の看護教育で定着した教育活動はあまり進展していないのが現状である。その間，Alfaro-LeFevre『Applying Nursing Process：A Tool For Critical thinking』の邦訳『基本から学ぶ　看護過程と看護診断』(本郷監訳，初版1987)が第7版(2010/2012)まで版を重ね，現在も基礎看護学のテキストに広く用いられている。Alfaro-LeFevreはその著書で「クリティカルシンキングのツールとして看護過程を活用する方法を，米国看護師協会(ANA)の基準にそって……」と，独自のスタンスを明確にしている。そこでは，看護過程は「道具」として活用し，看護過程そのものが目的ではないことをも明言している。

5-2　看護教育への定着の困難

　日本におけるクリティカルシンキングの看護教育への導入と活用については，米国でも看護独自性に焦点が当てられた2000年頃に注目した後は盛り上がることなく，定着が鈍い状況である。クリティカルシンキングが日本の看護教育にあまり浸透していない要因はさまざまな状況が挙げられるが(野地，2013；塚本・舩木，2013；鈴木，2006)，以下の4つに集

約される。

　まず，**文化的背景**が大きく影響している。文化的背景は，楠見・道田(2015)，および田中(2015)が指摘しているように，クリティカルシンキングの邦訳「批判的思考」に誤解を生じるニュアンスが含まれていることや，「批判的思考」に対して受け入れがたい文化的イメージをもっていることに起因する。また，竹前(2006)は，クリティカルシンキングに関する文化差として，日本と欧米の対立思考を意味する「二項対立―白か黒か，それとも灰色か」「直線型(linear thinking)か，渦巻き/らせん型(gyratory thinking)」「(以心伝心のような)High コンテキスト社会か，Low コンテキスト社会」，そして日本の「世間」に対する欧米の「社会」などを比較して説明している(pp.33-39)。

　次に，第二言語としての「**翻訳語**」の問題もある。異文化で創生された新しい概念を取り入れる際，最初はいずれの学問領域も翻訳語を通して理解し，日本文化のなかで研究を積み重ね，実践的活用へのプロセスを踏む。中西のいう「意識の上での西洋化」(中西，1987b，p.20)を経て，翻訳語を超えた必要概念として定着するには時間を要する。翻訳を通して取り入れられた他の概念と同様，クリティカルシンキングの概念も日本文化のコンテキストで解釈されるプロセスのなかにある。

　さらに，**概念の多様性**である。近代知としてのクリティカルシンキングの概念の変遷にともない，多様性を帯び，わかりにくいことから誤解を招いている(道田，2015)こともある。たとえば，道田の示す批判的思考の諸概念理解の「三角形イメージ」（図 2-2）(道田，2015，p.7)には，次の3つの観点が示されている。

- 技能重視の合理的・論理的観点
- 態度重視の反省的・省察的観点
- 日常的な思考イメージの批判的・懐疑的観点

これは，看護教育においても同様に考えることができる。つまり，この3つのどこに立脚

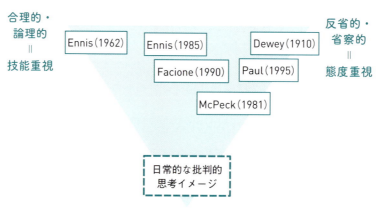

図 2-2　　批判的思考の諸概念
〔楠見孝，道田泰司(編). (2015). 批判的思考：21世紀を生きぬくリテラシーの基盤(p.7). 新曜社. 図2を転載〕

しているかによって看護教育プログラムの目標と評価が異なる。たとえば，技能重視の看護教育視点では，クリティカルシンキング能力の育成とスキル・パフォーマンス（技術習得成果としての実践）に重点がおかれる。その結果，クリティカルシンキング能力の測定と成果の関係を明確にすることが課題になろう。これは本章3-1でみた，「導入─定義と測定方法の模索」につながりかねない。また，よき市民としての日常的思考への批判的・懐疑的観点のみに立脚すると，専門職としての教育養成に必要な論理的・技能的要素や態度の面が弱くなる。クリティカルシンキングの諸概念を「三角イメージ」でとらえる考え方は，混乱した諸概念理解のよりどころとなる。

　しかし最も重要なことは，日本の看護教育独自の必要概念としての**学術的取り組みの遅れ**である。自発的な教育イノベーションと必要性の自覚をともなった教育実践のエビデンスの蓄積が少ないことが現状である。クリティカルシンキング育成が臨床判断，問題解決および看護実践の基になることを十分理解しつつも，米国での真摯な取り組みを眺めながら，その基礎教育基盤の層の厚さに圧倒される現実があった。前述の「思考の訓練」の必要性を問う中西の言葉，「『思考』の訓練は，ならばいったいどこから手をつけたらよいのか。それは推理・推論（reasoning）の訓練からはじめる」（中西，1987a，p.140）との明言に答える術をわれわれはもっていなかったといえる。しかし，21世紀に活躍するミレニアル世代やテクノロジー時代の看護教育にかかわる者として，2050年を見据え，クリティカルシンキングのエビデンスをもった教育イノベーションを検討すべきときが来ている。自主的なアカデミック環境をつくり出す文化的土壌，学際的多様性のなかで洗練されていく教育環境，そして社会から要求される高度な専門的要求の緊急性などが日米間の差異（津波古，2015）として挙げられるが，日本の現状で，今何ができるかを問いながら，クリティカルシンキングが看護教育に必要な概念であるというエビデンスを積み重ねていくことが急務である。

5-3　課題と新しい知見

1　育成に関する目的の明確化

　学生のクリティカルシンキング育成に関して，道田は「対象者の思考の現状がどのようになっており，何のために，どのような思考を育成する必要があるのか，という問いを個別に検討してはじめて，さまざまな批判的思考概念のどれが有用で，どのように教育・測定するのかが変わってくる」（道田，2015，p.7）と指摘する。看護実践学の観点から，専門基礎教育において「何のために」「どのような思考を育成するのか」に答えるには，これまでの米国での取り組みや日本の認知研究・認知心理学・教育学の知見を駆使することが可能である。

　日本の文化背景におけるクリティカルシンキング概念の研究，および育成に向けた教育実践のエビデンスは，数多く蓄積されてきている。とりわけ，知の蓄積が詰まった書籍・

論文(楠見ら編，2011；楠見・道田編，2015；道田ら編，1999；田中・楠見，2007；楠見・道田編，2016)，研究(楠見ら，2012，他)など，多くのエビデンスを参考にし，応用できる学際的環境が整ってきている。翻訳語ではなく容易に理解できる必要概念として，それぞれの学問領域におけるクリティカルシンキング育成も賢策を選択できるようになっている。

　国の政策的観点からも，「大学教育の分野別質保証の在り方について」の日本学術会議答申(2008)に合わせて文部科学省 大学における看護系人材養成の在り方に関する検討会により検討・策定された『学士課程においてコアとなる看護実践能力と卒業時到達目標—教育内容と学習成果』(2011)のなかに，批判的思考育成の明記がなされた。20のコア看護実践能力と55の卒業時到達目標の成果に対応すべきカリキュラム教育内容にも，批判的思考が盛り込まれている。さらに，2019年から導入予定とされる『看護学教育モデル・コア・カリキュラム(案)』に記載された「看護職の視点で看護現象を探求できる人材の育成や，特定専門的知識・技術の教育にとどまらない学士としての批判的・創造的思考力の醸成，(中略)読解力の養成，(中略)自己を深く振り返る内省，自己洞察能力の強化……」(文部科学省 大学における看護系人材養成の在り方に関する検討会，2017)などは，クリティカルシンキング育成のプロセスそのものであり，育成の成果として期待されるものでもある。上記の学際的教育環境や看護専門職教育の人材育成の観点からの取り組みの必要性などを鑑みると，看護教育におけるクリティカルシンキング育成の取り組みへのイノベーションは，ついに機が熟してきたといえるのではないだろうか。

② 学生の思考の理解と成長への支援

　クリティカルシンキング育成の対象となる学生の思考の理解について，再度，前述の道田の言葉をかりると，「対象者の思考の現状がどのようになっており，何のために，どのような思考を育成する必要があるのか，という問い」(道田，2015，p.7)を検討することが必要である。看護学生の思考の現状を把握するには，学際的な研究が必要だといえる。そこには時間的要素も加わり，明確にすべき必要性が迫っている。

　先だって筆者が参加した米国の看護系国際学会では，発表の1つに「ミレニアル世代に対する対策」という話題が盛り込まれ，熱い討議がかわされた。印象に残ったのは，若者世代の机上の必需品とそれを取り巻く環境について映し出されたパワーポイントの1コマであった。たとえば，従来の固定電話から手のひらサイズのスマートフォンへの変化やLINE，Skypeといったコミュニケーション手段，パソコンからタブレット通信，分厚い辞書に代わるインターネット情報源，インプットすればアウトプットされる立体デジタル図形，などの情報手段の変化である。問題に対して「対処方法」や「結果」を出してくれる，便利で効率のよい「頭脳マシン」が常に手の届くところにある。ややもすると，思考しないでよい結果を出せる状況が整っている。加速するテクノロジーは，これからの生活を激変させていくことはまぎれもない現実である。

　しかし，常に変化し不確実な要因の多い臨床場面，正解のない選択肢を含む臨床判断の場，頭脳マシンが応用できないケアリングの場で効果的に対応するためには，まず，学生はその状況に合わせて「考えることを学ぶ(learn to think)」や「学び方を学ぶ(learnning how to learn)」(Fink, 2013)を身につける必要があり，そのための学習プログラムをデザインすることが求められる。また，Fink(2013, p.184)は，「学び方を学ぶ」ということは，「よりよい学生になる方法，特定の領域・分野で探究を行い知識構築する方法，そして，自律型学習者になる方法」の異なった3つの意味をもっていると述べ，学習者の成長をうながすことを示唆している。クリティカルシンキング育成の目的と方法は，学生の成長の支援のためのものであり，最優先されることである。

3 育成の目的に基づいた方法の工夫

　育成の目的が明確化した後は，「どのように教育し，測定するのか」などの方法の工夫が必要である。いかにして学生が関心を示すか，そのための工夫に焦点をあて，優先することになる。育成には，日本の現状にあわせて，初年次教育から学年進行にともなう看護専門科目全体を俯瞰した，次のような課題がある。

- クリティカルシンキングカリキュラムの開発
- クリティカルシンキング・スキルの焦点のあて方，習得方法および学生への働きかけの工夫
- 開発したカリキュラムや工夫した育成方法の評価

　何よりも，現存の看護カリキュラム，指導方法，学習の仕方などを，根拠をもって変えるには多大なエネルギーが必要である。

　他の文化で創生された概念を自文化に応用する際に重要なことは，基本的概念は変えずに，自文化に沿った内容を盛り込むことである。看護に必要な理論や方法を多くの文化で活用するには，翻訳にともなうその文化の言葉の含みや深さ，その文化の生活体験にともなう広がりが「イメージ説明」として盛り込まれていなければならない。たとえば，ロイ看護適応理論の前提をみると，「哲学的前提」「科学的前提」「文化的前提」を基盤とし，それぞれの文化・生活環境のなかでの変化(刺激)に対する適応という観点から，「適応様式」という可視化にともなう「推論」をとおして看護実践が行われる。

　クリティカルシンキングも同様に，看護教育における啓蒙的観点から，たとえばクリティカルシンキング概念を取り入れる目的と成果の説明を，「自分の考えの傾向を知り，自己変革のために新しい思考の習慣を身につけるためのものであり，それが良質のケアリングにつながり，結果的に人々の健康支援に直接的に活かすためである」(津波古, 2015)とするなど，看護の共通言語を用いる工夫も必要であろう。また，より効果的かつ多面的に進めるには，学際的な学びや連携も必要である。

　季節が変わり若葉香る頃，書店でみつけた生物学者・福岡伸一著の1冊に目を奪われたのは，カバーの美しいデザインのためだけではない。『変わらないために変わり続ける：

マンハッタンで見つけた科学と芸術』(2015)という,そのタイトルである。「(大きく)変わらないために,(常にごく小さく)変わり続ける必要がある」(p.7)と説明し,生命現象のあり方を表現しているという。「変えられるものと変えられないもの」*を吟味する叡智が欲しい。

*ラインホルド・ニーバー(1892-1971)の言葉

引 用 文 献

Adams, B. (1999). Nursing education for critical thinking : An integrative review. Journal of Nursing Education, 38(3), 111-119.

Alfaro-LeFevre, R. /江本愛子. (監訳). (1995/1996). アルファロ 看護場面のクリティカルシンキング,医学書院.

Alfaro-LeFevre, R. /本郷久美子. (監訳). (2008/2012). 基本から学ぶ 看護過程と看護診断,第7版. 医学書院.

Alfaro-LeFevre, R. (2013). Critical Thinking, Clinical Reasoning, and Clinical Judgment : A Practical Approach, 5th ed. St. Louis, MO : Elsevier.

American Nurses Association (2010). The standards of Practice describe a competent level of nursing care as demonstrated by the critical thinking model known as the nursing process. Scope and Standards of Practice, 2nd ed, 3-10.

Andreou, C., Papastavrou, E. & Merkouris, A. (2013). Learning styles and critical thinking relationship in baccalaureate nursing education : A systematic review. Nurse Education Today, 34(3), 362-371.

Bandman, E. L.& Bandman, B.(1988, 1st/1994, 2nd ed). Critical Thinking in Nursing. Norwalk, CT : Appleton & Lange, Connecticut.

Baron, J. B. & Sternberg, R. J. (1987). Teaching Thinking Skills : Theory and Practice (pp.9-26). New York, NY : Freeman.

Benner, P., Sutphen, M., Leonard, V. & Day, L. /早野 Zito 真佐子(訳). (2010/2011). ベナー ナースを育てる. 医学書院.

Benner, P., Tanner, C. & Chesla, C. (2009). Expertise in Nursing Practice : Caring, Clinical Judgment, and Ethics, 2nd ed. New York, NY : Springer.

Billings, D. M. & Halstead, J. A. (2016). Teaching in Nursing ― A Guide for Faculty, 5th ed. St. Louis, MO : Elsevier Saunders.

Brown, E. L. /小林冨美栄(訳). (1948/1966). ブラウンレポート:これからの看護. 日本看護協会出版会.

Carper, B. A. (1978). Fundamental patterns of knowing in nursing, Advances in Nursing Science, 1(1), 13-23.

Chinn, P. L. & Kramer, M. K. (2011). Integrated Theory and Knowledge Development in Nursing, 8th ed (pp.11-15). St. Louis, MO : Elsevier Mosby.

Dweck, C. S. /今西康子(訳). (2006/2008)「やればできる!」の研究:能力を開花させるマインドセットの力. 草思社.

Ellermann, C. R., Kataoka-Yahiro, M. R. &Wong, L. C.(2006). Logic Models Used to Enhance Critical Thinking, Journal of Nursing Education, 45(6), 220-227.

Ennis, R. H.(1985). Critical Thinking and the Curriculum. Phi Kappa Phi journal, National Forum, 65(1), 28-31.

Ennis, R.H. (1989). Critical Thinking and Subject Specificity : Clarification and Needed Research. Educational Researcher, 18(3), 4-10.

Ennis, R. H. (1996). Critical Thinking (pp.xvii-xviii). UpperSaddle River, NJ : Prentice Hall.

Facione, N. C. & Facione, P. A. (Eds.). (2008). Critical Thinking and Clinical Reasoning in the Health Sciences : An International Multidisciplinary Teaching Anthology. SanJose, CA : California Academic Press.

Facione, P. A. (1990). Critical thinking : A statement expert consensus for purposes of educational assessment and instruction. (ERIC Document Reproduction Service No. ED315423)

Facione, P. A. (2015). Critical Thinking : What It Is and Why It Counts(pp.1-30). https://www.

insightassessment.com

Fink, L. D. (2013). Creating Singnificant Learning Experiences : An Integrated Approach to Designing College Courses. SanFrancisco, CA : Jossey-Bass.

Fox, R. C.(1957). Training for Uncertainty. In Merton, R. K., Reader, G. G. & Kendall, P. L., The Student-Physician : Introductory Studies in the Sociology of Medical Education (pp.207-241), Cambridge, MA : Harvard University Press.

福岡伸一. (2015). 変わらないために変わり続ける：マンハッタンで見つけた科学と芸術(p.7). 文藝春秋.

舩木由香, 塚本尚子. (2013). 看護教育におけるクリティカルシンキング研究の動向：国内文献について. 聖母大学紀要, 9, 63-70.

古橋洋子. (2015).「看護過程」を教える意義と現状の課題：「思考ツール」として観察の視点を養う. 看護教育, 56(7), 598-603.

Giddens, J. & Gloeckner, G. W. (2005). The relationship of critical thinking to performance on the NCLEX-RN. Journal of Nursing Education, 44(2), 85-89.

Giddens, J. F. & Brady, D. P. (2007). Rescuing Nursing Education from Content Saturation : The Case for a Concept-Based Curriculum. Journal of Nursing Education, 46(2), 65-69.

Gordon, J. M. (2000). Congruency in Defining Critical Thinking by Nurse Educators and Non-nurse Scholars. Journal of Nursing Education, 39(8), 341-351.

Green, C. (2000). Critical Thinking in Nursing : Case Studies Across the Curriculum. Uppers Saddle River, NJ : Prentice Hall.

Hahnemann, B. K. (1986). Journal Writing : A key to Promoting Critical Thinking in Nursing Students. Journal of Nursing Education, 25(5), 213-215.

Harding, M. M. & Snyder, J. S. (2016). Winningham's Critical Thinking Cases in Nursing : Medical-Surgical, Pediatric, Maternity, and Psychiatric, 6th ed. St. Louis, MO : Elsevier Mosby.

Henderson, V./小玉香津子(編訳). (1982/1989). ヴァージニア ヘンダーソン論文集[増補版] (pp.42-60). 日本看護協会出版会.

日野原重明(監修), 渡辺直(著). (2012). 電子カルテ時代のPOS ―患者指向の連携医療を推進するために(p.4). 医学書院.

井部俊子. (2015). 看護のアジェンダ, 週刊 医学界新聞 2015年6月22日号, 医学書院.

池田明子. (2008). アイダ J. オーランド：看護過程記録(プロセスレコード)による訓練の有効性. 筒井真優美(編), 看護理論：看護理論20の理解と実践への応用(p.139). 南江堂.

Institute of Medicine (IOM) of the National Academies. (2011). The Future of Nutsing : Leading Chnge, Advancing Health. The National Acacemies Press.

Kalisch, B. J. & Begeny, S. (2010). Preparation of nursing students for change and innovation, Western Journal of Nursing Research, 32(2), 157-167.

川原由佳里. (2015). ［付録］日本・世界の出来事と看護理論化の流れ. 筒井真優美(編), 看護理論家の業績と理論評価(pp.516-549), 医学書院.

喜吉テオ紘子. (2015). 臨床判断モデルを用いた教育実践について. 看護教育, 56(7), 624-630.

小玉香津子. (2015). 今にして看護過程を見定める. 看護教育, 56(7), 604-609.

楠見孝. (2010). 批判的思考と高次リテラシー. 楠見孝(編), 思考と言語 現代の認知心理学3 (pp.134-160), 北大路書房.

楠見孝, 平山るみ, 田中優子. (2012). 批判的思考力を育成する大学初年時教育の実践と評価. 認知科学, 19(1), 69-82.

楠見孝, 子安増生, 道田泰司(編). (2011). 批判的思考力を育む：学士力と社会人基礎力の基盤形成 (pp.8-9), 有斐閣.

楠見孝, 子安増生, 道田泰司, 大庭コテイさち子(監). (2013). クリティカルシンキング・ロジカルライティング. ベネッセi-キャリア.

楠見孝, 道田泰司(編). (2015). 批判的思考：21世紀を生きぬくリテラシーの基盤. 新曜社.

楠見孝, 道田泰司(編). (2016). 批判的思考と市民リテラシー：教育, メディア, 社会を変える21世紀型スキル. 誠信書房.

Lantz, J. M. & Meyers, G. D. (1986). Critical Thinking through writing : Using personification to teach pharmacodynamics, Journal of Nursing Education, 25(2), 64-66.

Lashley, M. & Wittstadt, R. (1993). Writing Across the Curriculum : An Integrated Curricular Approach to Developing Critical Thinking through Writing, Journal of Nursing Education, 32(9), 422-424.

眞壁幸子，伊藤登茂子．(2011)．看護教育におけるクリティカルシンキング育成効果の検討：ペーパーペイシェントを用いたグループワーキングをとおして．日本看護学教育学会誌，20(3)，15-26．

松谷美和子，三浦友理子，奥裕美．(2015)．看護過程と「臨床判断モデル」．看護教育，56(7)，616-622．

道田泰司．(2015)．近代知としての批判的思考―定義の変遷をたどる．楠見孝，道田泰司(編)，批判的思考：21世紀を生きぬくリテラシーの基盤(pp.2-7)，新曜社．

道田泰司，宮元博章．/秋月りす(画)．(1999)．クリティカル進化論：『OL進化論』で学ぶ思考の技法．北大路書房．

Miller, M. A. & Babcock, D. E./深谷計子，羽山由美子(訳)．(1996/2002)．看護にいかすクリティカルシンキング．医学書院．

文部科学省 大学における看護系人材養成の在り方に関する検討会．(2017)．看護学教育モデル・コア・カリキュラム(案)．文部科学省．

Moore, T. (2013). Critical thinking : Seven definitions in search of a concept. Studies in Higher Education, 38(4), 506-522.

Morin, K. H. (1997). Critical Thinking — Say What?. Journal of Nursing Education, 36(10), 450-451.

中西睦子．(1987a)．看護教育と文化的基盤．看護教育，28(1)，6-20．

中西睦子．(1987b)．方法としての看護過程―成立条件と限界．ゆみる出版．

中西睦子．(2015)．異端の看護教育―中西睦子が語る．医学書院．

野地有子．(2002)．クリティカルシンキングと教育方法．看護教育，43(11)，918-925．

野地有子．(2013)．クリティカルシンキングのわが国の看護教育における浸透と課題．看護教育，54(6)，450-456．

野地有子，牧本清子(編著)．(2001)．楽しく学ぶクリティカルシンキング：根拠に基づく看護実践のために．廣川書店．

Norris, S. P. & Ennis, R. H. (1989). The Practitioners Guide to Teaching Thinking series : Evaluating Critical Thinking (pp.3-20), Critical Thinking Press & Software.

Oliver, G. M. (2010). Wanted : Creative thinkers. Western Journal of Nursing Research, 32(2), 155-156.

Paul, R. W. (1984). Critical Thinking : Fundamental to Education for a Free Society. Educational Leadership, 42(1), 5.

Riddell, T. (2007). Critical Assumptions : Thinking Critically About Critical Thinking. Journal of Nursing Education, 46(3), 121-126.

Romeo, E. M. (2010). Quantitative Research on Critical Thinking and Predicting Nursing Students' NCLEX-RN Performance, Journal of Nursing Education, 49(7), 378-386.

Rubenfeld, M. G. (2002). Critical Thinking in Nursing : A Caring Nurse is Thinking Nurse. 日本看護学教育学会 第12回学術集会 講演集，48-49．

Rubenfeld, M. G. & Scheffer, B. K./中木高夫，石黒彩子，水渓雅子(訳)．(1995/1997)．クリティカルシンキング：看護における思考能力の開発．南江堂．

Rubenfeld, M. G. & Scheffer, B. K. (2010). Critical Thinking TACTICS for Nurses. Sudbury, MA : Jones and Bartlett Publishers.

Scheffer, B. K. & Rubenfeld, M. G. (2000). A Consensus Statement on Critical Thinking in Nursing. Journal of Nursing Education, 39(8), 352-359.

Scheffer, B. K. & Rubenfeld, M. G. (2006). Critical Thinking : A Tool in Search of a Job. Journal of Nursing Education, 45(6), 195-196.

Siegel, H. (1985). Educating Reason : Critical Thinking, Informal logic, and the Philosophy of Education. Part Two : Philosophical Questions Underlying Education for Critical Thinking, 7(2), 69-81.

Simpson, E. & Courtney, M. (2002). Critical thinking in nursing education : Literature review. International Journal of Nursing Practice, 8(2), 89-98.

Staib, S. (2003). Teaching and Measuring Critical Thinking. Journal of Nursing Education, 42(11), 498-508.

Stewart, S. & Dempsey, L. F. (2005). A Longitudinal Study of Baccalaureate Nursing Students' Critial Thinking Dispositions. Journal of Nursing Education, 44(2), 81-84.

鈴木健．(2006)．欧米と日本の思考方法の違い．鈴木健，大井恭子，竹前文夫(編)，クリティカル・シンキングと教育：日本の教育を再構築する(pp.51-193)，世界思想社．

竹前文夫．(2006)．日本におけるクリティカルシンキング教育．鈴木健，大井恭子，竹前文夫(編)，ク

リティカル・シンキングと教育：日本の教育を再構築する(pp.22-39)，世界思想社．

田中優子．(2015)．文化と批判的思考―西洋と東洋ではどう違うのか．楠見孝，道田泰司(編)，批判的思考―21世紀を生きぬくリテラシーの基盤(pp.42-45)，新曜社．

田中優子，楠見孝．(2007)．批判的思考プロセスにおけるメタ認知の役割．心理学評論，50(3)，256-269．

Tanner, C. A. (1993). More Thinking About Critical Thinking and Clinical Decision Making. Journal of Nursing Education, 32(9), 387.

Tanner, C. A. (1997). Spock Would Have Been a Terrible Nurse (and other issues related to Critical Thinking in Nursing). Journal of Nursing Education, 36(1), 3-4.

Tanner, C. A. (1999). Evidence-Based Practice : Research and Clinical Thinking. Journal of Nursing Education, 38(3), 99.

Tanner, C. A. (2000). Critical Thinking : Beyond Nursing Process. Journal of Nursing Education, 39(8), 338.

Tanner, C. A. (2006). Thinking Like a Nurse : A Research-Based Model of Clinical Judgment in Nursing. Journal of Nursing Education, 45(6), 204-211.

Tanner, C. A., Gubrud-Howe, P. & Shores, L. (2008). The Oregon Consortium for Nursing Education : A Respose to the Nursing Shortage. Policy, Politics, & Nursing Practice, 9(3), 203-209.

Thompson, J. B., Kershbaumer, R. M. & Krisman-Scott, M. A. (2001). Educating Advanced Practice Nurses and Midwives : from Practice to Teaching (pp.57-71). New York, NY : Springer.

常盤文江，山口乃生子，大場良子，鈴木玲子，高橋博美．(2010)．看護基礎教育における批判的思考態度を測定する尺度の信頼性と妥当性の検討．日本看護学教育学会誌，20(1)，63-71．

津波古澄子．(2015)．看護教育―ケアの質を自ら高める．楠見孝，道田泰司(編)，批判的思考―21世紀を生きぬくリテラシーの基盤(pp.168-173)．新曜社．

塚本尚子，舩木由香．(2013)．看護におけるクリティカルシンキングの重要性．看護教育，54(6)，462-468．

Twibell, R., Ryan, M. & Hermiz, M. (2005). Faculty Perceptions of Critical Thinking in Student Clinical Experiences. Journal of Nursing education, 44(2), 71-79.

Videbeck, S. (1997a). Critical Thinking : Prevailing Practice in Baccalaureate Schools of Nursing. Journal of Nursing Education, 36(1), 5-10.

Videbeck, S. (1997b). Critical Thinking : A Model. Journal of Nursing Education, 36(1), 23-28.

Walsh C. M. & Seldomridge. L. A. (2006). Critical Thinking : Back to Square Two. Journal of Nursing Education, 45(6), 212-219.

山本則子．(2015)．パトリシア・ベナー：看護実践の明示化(articulation)から看護学教育法のたゆまぬ探求．筒井真優美(編)，看護理論家の業績と理論評価(p.425)．医学書院．

参 考 文 献

Alafaro-LeFevre, R. (2014). Critical thinking Indicators (CTIs) : 2016 Evidence-Based version. http://www.AlfaroTeachSmart.com

Benner, P. (2011). 来日講演会 Teaching Nursing Students to think and act like a nurse. 医学書院看護特別セミナー資料．

Billings, D. M. & Halstead, J. A. /奥宮暁子，小林美子，佐々木順子(監訳)．(2011/2014)．看護を教授すること―大学教員のためのガイドブック，原著第4版．医歯薬出版．

Kataoka-Yahiro, M. & Saylor, C. (1994). A Critical thinking Model for Nursing Judgment. Journal of Nursing Education, 33(8), 351-356.

Paul, R. & Elder, L. (2012). Critical Thinking : Tools for taking Change of Your Learning and Your Life, 3rd ed. New York, NY : Pearson.

Paul, R. & Elder, L./村田美子，巽由佳子(訳)．(2001/2003)．クリティカル・シンキング：「思考」と「行動」を高める基礎講座(pp.21-48)．東洋経済新報社．

第3章 看護教育のカリキュラム・イノベーション

思考習慣・スキルとしての継続学習の推進と育成の方略

人間は遺伝と環境,生活・思考習慣から生まれたものである。

── 生理学者 アレキシス・カレル/渡部昇一(訳)『人間　この未知なるもの』(1935/2007, p.287)

カリキュラム変革：クリティカルシンキングの育成をめざして

　第2章において，クリティカルシンキングの育成の鍵の1つは，看護教育者が効果的に"問うこと"の役割を担うことにあり，2つ目の鍵は，学生の態度，すなわち"問うスキル"と"習慣"を育成することにある，と述べた。そこで，米国看護教育30年余の取り組みの課題と示唆から得られた「看護実践における臨床判断や問題解決の基礎となるクリティカルシンキングの育成は必要である」という前提を基に，日本の看護教育におけるカリキュラム・イノベーションとして，本章では育成の方略，第4章では（育成の鍵の1つとして示された）教員の役割としての「効果的に問うこと」をめざした教育方法に焦点をあてる。そのなかでおのずと，看護教育の継続課題である「クリティカルシンキングの看護独自の共通定義」をどのように見出し，既存のクリティカルシンキングの測定法の工夫や期待される創造的かつ効果的な測定法の作成につながる「エビデンス」をどう積み重ねていくか，ということも見えてくるであろう。

　看護教育がめざすものはそれぞれの大学の教育理念や教育目標によって異なる。しかし，実践学である看護学は，実践知の育成という目的で共通している。看護の知を基盤に臨床実践力を育み，成熟に向かう自律した1人の人間として，また専門職業人として学生を育成することにおいて共通点をもつ。看護学生は自らの経験から学習し，実践知の獲得プロセスを通して学び，そして個の成長過程そのものが専門職業人としての熟達過程を踏んでいく。「プロフェッショナルへの成長プロセス」の観点から，松尾(2006)は，「本来なら優れた人材を育成する鍵は学ぶ時間をかけて良質の経験を積ませることであるが，効率や効果が求められる人材育成の状況では，人が成長するプロセスを理解したうえで，濃密な学習経験を提供するサポート体制を整えることである」と指摘する。良質の経験，濃密な経験を提供するとはどういうことだろうか。また，人材の育成には「経験をデザインする」意識も必要であるという。それらを踏まえた看護教育のカリキュラムは，学生のプロフェッショナルへの成長プロセスそのものをデザインすることであるといえる。後述するクリティカルシンキング・カリキュラムモデル作成のねらいは，期待される学士力の育成と専門職人としての学生の成長を目的とした，看護教育のイノベーションを図る試みである。

　近年の看護教育の動向のなかで注目されるものの1つが，日本私立看護系大学協会の40周年記念講演のテーマでもあった「看護実践を変える教育改革」である。同講演の演者の1人で，日米の看護教育に精通しているClaus(2016)は，『看護実践を変える教育改革：米国の動向から』のなかで，カリキュラム変革は結果的には学生のプロフェッショナルとしての発達と形成(formation)達成をうながす教育アプローチでなければならないと述べている。第2章で少し触れたように，米国ではGiddens & Brady(2007)が『詰め込み型看護教育からの救出：概念–基盤型カリキュラムの例』論文中で提示したカリキュラムモデルに牽引されて，2008年頃から看護教育のイノベーションが始まった。年々増え続ける膨大な学習内容をスリム化し，概念を入念に選択してカリキュラムを再編し，教育と臨床の

ギャップの改善をめざした教育内容と実習の改革が行われた(Phillips, et al., 2013)。さらに，看護教育の改革は，Bennerらの著書『ナースを育てる：根本的変換への呼びかけ(Educating Nurses : A Call for Radical Transformation)』(Benner, et al./早野 ZITO 訳, 2009/2011)とIOM(米国医学研究所)の「看護教育と臨床とのギャップ，改善された看護教育システムの必要性，他職種と同等な立場でヘルスケアシステムの改革に参加すべきである」の指摘に呼応するように，教育変換へとうながされていった(IOM, 2011；Claus, 2016)。とりわけ，Bennerら(2009/2011)が呼びかける学生のプロフェッショナルとしての発達過程形成，Barnsteiner(2016)の看護実践の質と安全の教育(QSEN)とコンピテンシー育成などは，近年の看護教育や臨床に大きな刺激を与えている(Claus, 2016)。

　本章のタイトルに「看護教育のカリキュラム・イノベーション」という言葉を用いているからには，本来ならば大学教育の現状や看護教育の問題と課題を示し，そこから何を，どのように，どこに向かって行うのか，という基本的な論議を行わなければならないであろう。また，21世紀に入ってから頻繁に取り上げられている学士課程教育改革，大学の教育力，教育評価，専門職業能力とコンピテンシーの背後にある問題や課題(絹川, 2004；金子, 2007；諸星, 2010；舘, 2007；西岡ら, 2015)について，学生の気質変化も併せて看護教育ではどうなのかという検討が必要であろう。そうでなければ，教育イノベーションは，21世紀初頭に教育専門家が熟考してチャレンジした「抜本的な改革」には至らないかもしれない。

　さらには，大学全入時代といわれた後，2015年に成立した18歳選挙権を考慮した「教育の再定義」，教育変革への動きによる高校生の思考力・判断力・表現力に焦点をあてた大学入学学力評価の導入など，高校教育にも変化がみられ(佐藤ら編, 2016, p.19)，近未来の大学生の資質や気質も変化してくることが予想される。しかし，筆者は現在の教育の根本的な問題と課題をレビューする専門家でもなければその力量もなく，多くは先に挙げた看護教育専門家の知見と叡智に依拠し論ずることをお許しいただきたい。

　本章で述べる教育イノベーションは，教育の根幹や構造の改革を意味するのではない。めざすものは，クリティカルシンキングの育成に向けた看護教育イノベーションの10余年の取り組みと，カリキュラムデザインを含めた方法としての看護教育実践にスポットをあて，クリティカルシンキング(批判的思考)を1つのツールとして再考し，21世紀に誕生する看護専門家たちの継続的思考の洗練の一助とすることである。思考の習慣およびスキルとしてクリティカルシンキングを涵養するための方略として，クリティカルシンキングを包括するカリキュラムの構築，初年次教育，学年進行による科目配置，授業・演習方法や教材の工夫，評価の課題などの実践例を次節より紹介する。

クリティカルシンキング・カリキュラムモデルの構築

　Bennerは，「実践家の看護師には複数の思考形態が必要である」ことを指摘した(Benner, et al./早野 ZITO 訳, 2009/2011)。それを前提とした，クリティカルシンキングに基づくカリキュ

ラムづくりには，次の2点が重要である。

- ジェネラルスキルとして，学年進行にともなうプログラムをつくること
- 専門教育に特化して育成するモデルをつくること

　クリティカルシンキングが看護の問題解決，臨床判断の基礎となることは，30年余の米国の知見から確実にいえることである。そして，クリティカルシンキングが，ケアの可視化の様式である看護過程を洗練させる1つの方法であることもまた，確かである。しかし，いきなり専門科目や看護実践場面でクリティカルシンキングを活かそう，といっても無理な話である。クリティカルシンキングの基礎を学び，何度も意識化し，科目のなかで培って初めて，看護過程や臨床判断において，メタ認知レベルで効果的に発揮できるものである。

　本節で提示するのは，これまでの看護教育では，ややもすると脇に押しやられていた学生の思考の成長を中心に置いた，"クリティカルシンキングの配置換え"のカリキュラムモデルである。ここでのクリティカルシンキング・カリキュラムモデル作成と導入のねらいは，以下の3点にまとめられる。

- 学生の成長を支援すること，すなわち，期待される学士力の育成と学生の成長を目的とした看護教育のイノベーションを図ること
- 常に変化する人と環境および激動する医療看護の現状に，柔軟かつ適切に対応するための学習推進力育成の支援，すなわち，専門職人としての態度・思考力の育成を行うこと
- 教員の教育の質向上を図ること，すなわち，教育方法の改善，たとえば，問うことの意味と考えるスキルを考究することで学生の効果的支援につなげること

2-1 カリキュラム作成

　看護教育のカリキュラム作成の基本として，古くはKemp(1977)にはじまり，Torres & Stanton/近藤・小山(訳)(1982/1988)，安彦(編)(1999)，Bevis & Watson/安酸(監訳)(1998/1999)，小山(編)(2000)など，目的と対象の異なる視点から書かれたさまざまなテキストがある。いずれの論においても，カリキュラムデザインに優先されることは，**意義ある学習を創造すること**である。Finkは，「意義ある学習経験の創造が教育プログラムの質を高める鍵」(Fink, 2013, p.15)と強調しており，これは大学授業法の工夫として米国の看護教育でもよく引用されている。同書は，カリキュラムデザイン作成の助けになる。また，近年看護教育カリキュラムで注目されている「**概念-基盤型**」**カリキュラム**については，Giddens & Brady(2007), Giddens, et al.(2012)，渡辺・クローズ(2015)などが参考になる。

　本節では，「カリキュラムはプロセスであり，システマティックである」というThompsonの「Schema of Curriculum Development and Design」(2001, p.187)を参考とした，

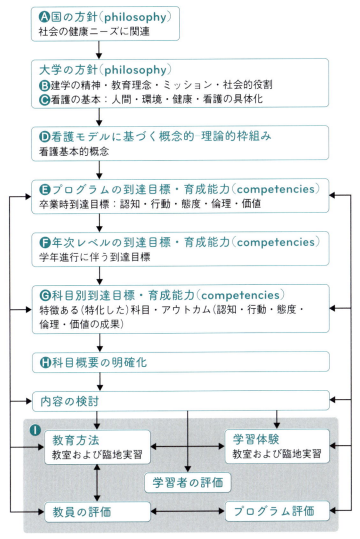

図 3-1　カリキュラム開発とデザインの概念
〔Thompson, J. E.(2001). Schema of Curriculum Development and Design (p.187). New York, NY : Springer を,著者の掲載許可を得て一部改変し作成〕

カリキュラム作成の過程を紹介する。Thompson カリキュラムモデルでは，Ⓐ～Ⓘの優先順位とプロセスを踏むことを推奨する（図 3-1）。なお，ここでいうカリキュラム作成は，米国の取り組みで示されたクリティカルシンキングの育成方略の1つとして，また，学生のプロフェッショナルへの成長プロセスそのものをデザインするカリキュラムを意味する。

Ⓐ 社会の健康ニーズに基づく国の方針（philosophy）の明確化
Ⓑ 大学の建学の精神・教育理念・ミッション・社会的役割の明確化
Ⓒ 看護の基本である人間・環境・健康・看護に関連した教育プログラムの方針の明確化
Ⓓ 看護モデルに基づく概念的−理論的枠組みの検討および概念の選択
　（上記前提の確認後）

Ⓔ 明瞭で測定可能なプログラム・アウトカムコンピテンシー(認知・行動・態度・倫理・価値：卒業時到達目標)の設定
Ⓕ 年次レベル・アウトカムコンピテンシーの設定
Ⓖ コース概要：特化した(特徴ある)コース・アウトカムコンピテンシー(認知・行動・態度・倫理・価値の成果：知識と臨床技術の成果)の設定
Ⓗ コース概要と科目内容，学習目的・目標の明確な提示
Ⓘ 教育実践：1)教育方法(教室・臨床)，2)学習体験(教室・臨床)，3)学習成果の評価，4)学習者・教員・およびプログラム評価の考慮

　このうち，Ⓑ大学の建学の精神・教育理念・ミッション・社会的役割に関しては，国公立大学か私立大学かで明確に変わってくるであろう。「私学では建学の精神が根底にあることが，教育のうえで公立との大きな違いである」と髙木(2009)はいう。さらに，「私学の目的は，『未来をめざす』人材の育成であり，未来につながる学びを提供できる環境づくりをすること」とも述べている(髙木，2009，p.135)。髙木のいう「未来学力」に向けて学士力の準備を積み重ねていく教育方針に基づいた教育イノベーションがなされれば，"待つ"ことを前提としたクリティカルシンキング育成に時間をかけて取り組むことができる。一方，即時的な成果・効率が問われる状況での新規カリキュラム作成は，工夫と教員のコミットメントがより求められる。

2-2　教育理念の基盤と3つの軸

　クリティカルシンキング・カリキュラムモデルは，基盤となる教育理念の上に置かれた，縦・横・斜めの3つの軸で表すことができる(図3-2)。

1　教育理念・教育精神の基盤

　大学にはそれぞれの建学の精神があり，それに基づく教育理念・教育精神，大学の使命や役割がある。それがカリキュラムの土台となる。

2　リベラルアーツ・教養教育の縦軸

　縦軸のリベラルアーツ・教養教育は，その源泉と歴史を超えて，「時代を読み解く力，その時代において生きる力」(絹川，2004)の基盤であり，「さまざまな偏見から，あるいは束縛から逃れ，自由な発想や思考を展開していく，"人を自由にする学問"」(池上，2014)である。また，人間理解，取り巻く社会・環境の理解，および変化する人間と社会の相互作用の理解に向けた教育内容となる。人間理解は究極的には人間の尊厳，個と人間を超えた大きなものへの畏敬，個の存在と人権への敬意にいたるであろう。クリティカルシンキング育成においては，ジェネリックスキルのアプローチでその基礎を学ぶこととなる。

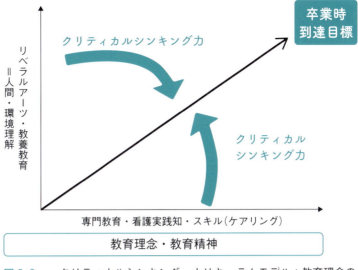

図 3-2　クリティカルシンキング・カリキュラムモデル：教育理念の基盤と3つの軸

3　プロフェッショナル・専門教育の横軸

　横軸には，専門分野の知識，技術，態度の育成の具体的な内容が含まれ，習得の順序性を考慮し，学年進行による4年間の科目として配置される。たとえば，リベラルアーツ・教養教育(縦軸)のめざすヒューマン・ディグニティ(人間の尊厳)に対しては，プラクティカル・看護実践のヒューマン・ケアリング(ケアリングモデル)が横軸となり，相補関係となる。クリティカルシンキング育成においては，専門的な看護領域固有スキルのアプローチを通して習得していく。

4　縦軸と横軸の統合：卒業時到達目標への到達軸

　それぞれの大学はディプロマ・ポリシーを掲げており，その具体的かつ簡潔明文化されたものが卒業時到達目標である。
　看護教育の中心にある看護実践力の育成は，臨床判断・実践力・倫理的判断力の育成が含まれる。卒業時到達目標の達成プロセス(図 3-3)を示し共有することで，先に述べた縦軸と横軸の間に，到達目標に向かう斜めの線が浮き彫りになる。つまり，教養教育の縦軸と専門教育の横軸を統合した斜め軸をつくる，目的的・内省的・吟味批判的スキルがクリティカルシンキングである。クリティカルシンキング力(図 3-2)とは，1つは教養教育科目の学びや既習の知識から看護実践に活かす知識を見極め，選択する力である。もう1つは，看護技術を実践するときに既習の知識・理論を想起し，技術の根拠や裏づけを推論によって押し上げ，統合する力である。そして，それらのプロセスを意識的(目的的で制御的・メタ認知)に行うことである。Scheffer & Rubenfeld(2000, p.354)のクリティカルシンキング研究で抽出された，他の分野にはない看護領域固有・看護独自の認知的スキルといわれる

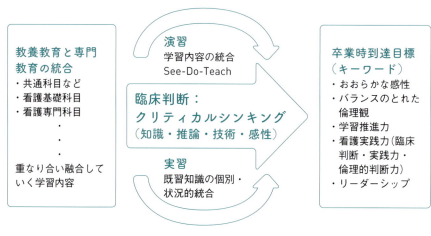

図 3-3　卒業時到達目標の達成プロセス(例)

「知識の転換力」，これこそがすなわち，クリティカルシンキング力である。また，同研究において抽出された「創造性と直観」は，情緒的特性(心の習慣)として，斜め軸にそって目標へと向かう「感性や学習推進力」につながることが推察される。

実践学である看護学には，次のような2つの特徴がある。

Ⓐ "適用学問 applied discipline"であること

構造化された学問とは異なり，看護学は新しいケア場面ごとに基本的看護知識を適用する。しかし，多様な患者のニーズは複雑で，学んだ知識だけでは不十分なことが多く，また，唯一の正しい答えのない状況での判断を迫られる。その判断には，さまざまな新しい知見や変化への対応が求められ，クリティカルシンキングが必要となる(Wilkinson, 2012, p.30)。

Ⓑ 他学問領域から新たな知識を導き出す学問であること

看護学では人間の多様な反応に全人的にかかわるがゆえに，患者のデータや症状を理解し効果的な介入を行うためにあらゆる学問領域の知見を統合する。つまり，他学問領域の知識を取捨選択し，看護に適用するうえで，クリティカルシンキングが必要となる。

上記ⒶⒷ2つの特徴は，前述の看護独自の認知スキル「知識の変換」へとつながることが示唆される。

2-3　卒業時到達目標の達成プロセス

教育理念を基盤において，縦軸と横軸を全体のカリキュラムモデルに配置すると同時に，卒業時到達目標の達成プロセスについて，概念図を作成することが重要である。卒業時到達目標の達成プロセスは，それぞれの大学のアドミッション・ポリシー，アカデミック・

ポリシー，そしてディプロマ・ポリシーと相互に関連しあわなければならない。その際，国の看護系人材養成の方針を考慮し，個々の大学のカリキュラムの特色とすりあわせをしたプロセスを，学事関係事務職も含めた関係者全員で共有することも，カリキュラムの理解と実践において重要となる。

　図3-3 に示した「卒業時到達目標の達成プロセス」は，文部科学省 大学における看護系人材養成の在り方に関する検討会が2011年3月の最終報告で提示した，「看護師に求められる実践能力と卒業時の到達目標」(2011, pp.17-19)との関係を包含している。たとえば，前述の資料で示された「実践能力」のうち【Ⅰ ヒューマンケアの基本に関する実践能力】【Ⅱ 根拠に基づき看護を計画的に実践する能力】【Ⅲ 特定の健康課題に対応する実践能力】の修得を反映する到達目標の例として，下記のような内容が挙げられる。

- 大学の理念・教育精神や教養教育で培われる「おおらかな感性」「バランスのとれた倫理観」
- 看護課程カリキュラムの履修や学生自主的活動の源泉でもあり，同時にそれらを通して獲得する「学習推進力」の学び・学びあう力
- 上記の教養・看護基礎・専門科目を統合して，知識・技術・態度が反映される臨床推論・臨床判断・倫理的判断力からくる看護実践力

これらを修得したうえで，さらに【Ⅳ ケア環境とチーム体制整備に関する実践能力】【Ⅴ 門職者として研鑽し続ける基本能力】を身につけた「リーダーシップ」をめざすことになる。米国看護教育の中核にある，「看護師は社会のリーダーである(Nurse is a leader of the society)」(McMullen)という言葉にもあらわれているように，リーダーシップは，看護ケアの質の向上，社会の動向を踏まえた看護の創造のためのイノベーションの基礎となり，生涯にわたり継続して専門的能力を向上させる能力の核となる。加えて，2019年以降に導入予定の「看護学教育モデル・コア・カリキュラムの考え方」の中にある「看護系人材として求められる基本的な資質・能力」との関係も包含している。

　これらを概念図化したものが「卒業時到達目標の達成プロセス」である。つまり，カリキュラムに含まれる実習を含めたすべての科目が，Ⅰ～Ⅴのいずれかの能力育成に配置され，卒業時の到達目標達成に向かっていくことになる。図3-3 左枠の「教養教育と専門教育の統合」は「クリティカルシンキング・カリキュラムモデル：教育理念の基盤と3つの軸」(図3-2)の縦軸にあたり，各大学の教養教育科目と看護専門科目が重なり合い融合していく学習過程を右向きの矢印で示している。演習は，知識獲得の座学と実習を結ぶ重要なプロセスである。演習では既習の知識を統合して，知識の選択，必要な看護技術の修得，倫理的感性への配慮を事例，デモンストレーション，ロールプレイや臨床実習を想定した実演などから学ぶ。そして，実習は既習知識および技術を，個別性と状況を統合しながら患者を対象に実践する場である。7～8領域の実習を積み重ね，到達目標の達成プロセスをたどりながら具体的な卒業時到達目標に挙がる能力を修得していくことが学生には期待される。

003 学年進行に合わせたカリキュラムの構築

3-1 クリティカルシンキングの育成の基盤となるもの

　クリティカルシンキングの基盤となるものは、(1)議論の明確化、(2)前提の検討、(3)推論の検討の3つであると伊勢田(2005)は説明する。ここでの議論の要素は、「主な主張(結論)」「理由となる主張(前提)」「前提と結論のつながり(推論)」であるという。議論とは「理由・根拠を挙げながら結論・主な主張を導きだす」(伊勢田, 2005;楠見ら, 2013)ことである。クリティカルシンキングの育成には、学士力に必要な議論する力をはじめ、前提を吟味する力や推論力といった基本の学びを土台として、4年間を通した継続学習が可能な専門教育カリキュラムにおける強化科目を配置することが必要である。とりわけ、看護教育においては、「前提と結論のつながり」を導く力、すなわち推論力の学びが重要である。

　第2章の導入で紹介した中西の言葉、「『思考』の訓練は、ならばいったいどこから手をつけたらよいのか。それは推理・推論(reasoning)の訓練からはじめる」(中西, 1987, p.140)は、看護過程だけでなく看護教育全般の学びの基盤になるものである。そしてそれは、Scheffer & Rubenfeld(2000)のいう"認知的スキル"であると同時に"心の習慣"として涵養され、プロフェッショナルへと成長を導くものであることが望まれる。したがって、クリティカルシンキング・カリキュラムモデルの構築の目的、かつ最優先すべきことは、専門職業人としての態度と思考を育むための学生の成長と学習推進力育成を支柱に置くことである。

　クリティカルシンキング・カリキュラムモデルの重要なコンセプトは、看護教育におけるプロフェッショナルに向けた成長プロセスのデザインにある(松尾, 2006)。そのためには、良質思考とは何か、クリティカルシンキングは何かを段階的に学習し、体得していく過程が重要となる。道田は、大学4年間でのジェネラルスキルとしての思考力育成について、入学前の学生が陥りがちな結果主義、暗記主義、物量主義を改善すべく、1年次に「自分で考えること、探究心、証拠の重視の態度」の育成を勧めている。続く2年次・3年次には「疑問をもつこと、内省する力」「批判的読解、討論する力」の育成、そして4年次には「他人からの批判に耐えうる議論の構築」など、学年進行にともなう学びを提示している(道田, 2011, p.189)。

3-2 段階的な学び—クリティカルシンキングと良質思考

　Wolcott(2006)は、King & Kitchener(1994)の「内省的判断モデル(Reflective Judgment

表 3-1　Wolcott の良質思考 (better thinking) のためのステップ

基盤 知ること	知識とスキルで，教科書やノートの情報の暗記や繰り返し，言い換えをする。また，単一の"正しい"答えを求める推論，競争するような行動に由来する。
ステップ1 識別すること	低い認知的複雑性 (Low cognitive complexity) 問題・必要な情報・不確かなことの識別をする。問題を識別し，永続的な不確かさの理由に気づき，単一の"正しい"答えを求めることはしない。また，不確かな情報も包含しつつ必要な情報を識別する。
ステップ2 探索すること	中程度の認知的複雑性 (Moderate cognitive complexity) 解釈と関連づけを探索する。情報の解釈を，1) 自己のバイアスの気づきと制御，2) 代替的視点に関連する前提や推論を明確，3) さまざまな観点からみたエビデンスの質的解釈をもって行う。また，意味のあるやり方で情報を整理し，問題の複雑性を包含する。
ステップ3 優先順位をつけること	高い認知的複雑性 (High cognitive complexity) 選択肢と実施の優先順位を決める。分析，発展や適切なガイドラインの活用をとおして，考慮すべき要因の優先順位と解決の選択肢を決めることができる。また，効率的に手際よく結論を適用し，必要に応じて他者を巻き込み活かす。
ステップ4 予測すること	最も高度な認知的複雑性 (Highest cognitive complexity) 予測と直接的に有効なイノベーションを行う。是認した解決の限界についての気づき，説明，モニターする。また，進行中のプロセスのためにスキルを統合し，方策のイノベーションのために情報を活用する。
継続ステップ＊	習慣化したクリティカルシンキング。 ステップ1～4を兼ね備えることにより良質な思考をする。

＊継続ステップは筆者が追加
〔Wolcott, S. K. (2006). Faculty Handbook : Steps for Better Thinking (pp.1-6). を筆者訳，一部改変〕

Model) ――思春期と成人の知的成長とクリティカルシンキングの促進のために」をもとに，**良質思考** (better thinking) のためのステップを開発した。表 3-1 にその一部を紹介する。Wolcott は，複雑さをともなう高等教育のアウトカム（成果）を支援するために，「クリティカルシンキングが重要であること，そして世界的に共通の定義がないこと」を前提とし，クリティカルシンキングに代替する定義として良質思考というモデルを用いた。これは，終わりが決められていない問題解決プロセスとクリティカルシンキングとをつなぐものであり，**クリティカルシンキングの構築・習熟のための教育モデル**とも呼ぶことができる。

　看護教育関連の文献として定評のある『Annual Review of Nursing Education』(2006) のなかで，Zygmont & Schaefer (pp.280-181) は「クリティカルシンキングモデル」と副題をつけ，Wolcott の良質思考のステップの説明を行い，このモデルが看護教育に効果的に活用できることを述べている。とりわけ，Zygmont らは，大学院教育における有用性を，文献レビューをもとに強調している。

　ここで，Wolcott の提唱する基盤～ステップ4に加えて，継続ステップの追加を筆者は提案したい。継続ステップを設ける理由は，クリティカルシンキング（あるいは良質思考）は看護教育を超えて，心の習慣・スキルとして，専門職業人の熟達・達人に向けた専門職創造的イノベーティブ・マインドと推論・臨床判断の熟達を支えていくからである。

　思考のステップとは別に，King & Kitchener と Wolcott は教育プログラムの考え方として，学生が複雑性の高い，（学術的に）高次の課題をこなすためには，まずは低次の課題をマスターする必要があることを示しており，看護教育の大学院プログラムにおいても同様の経験をしている，と前述の Zygmont & Schaefer (2006, p.281) は指摘している。クリティ

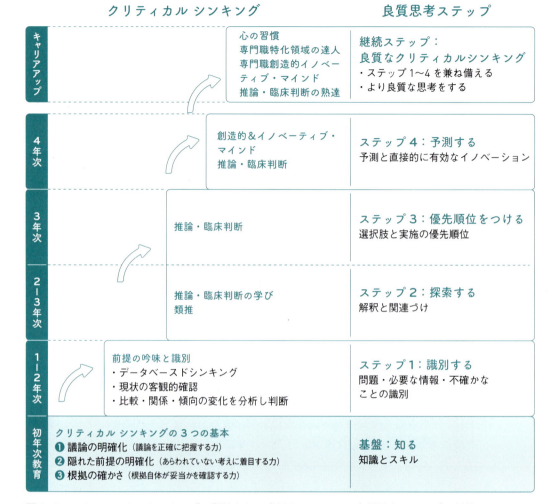

図 3-4　クリティカルシンキングの期待される成果と Wolcott の良質思考ステップの対比
〔楠見孝,子安増生,道田泰司,大庭コテイさち子(監).(2013).クリティカルシンキング・ロジカルライティング,ベネッセ i-キャリア.；Wolcott, S. K.(2006). Faculty Handbook : Steps for Better Thinking. を参考に筆者作成〕

カルシンキングもしくは良質思考，あるいは内省的判断などの，思考の訓練を必要とする概念を修得する場合にも，初年次教育のレベルから段階を踏んで，学年進行にともなったレベルでの学びと訓練を行うプログラムが必要となる。

　Wolcott の良質思考のモデルと『クリティカルシンキング・ロジカルシンキング』(楠見ら監修，2013；東山，2015)を参考に，筆者が作成した看護教育モデルを図 3-4，図 3-5 に示す。Wolcott の良質思考とクリティカルシンキングの構成要素はパラレルに共通要素を呈しており，その対比と，学年進行が対照できるよう示したものが図 3-4 である。さらに，看護教育に取り入れた場合の科目例が図 3-5 である。

図 3-5　学年進行に応じて期待されるクリティカルシンキング・スキルの指標と看護に特化した科目配置の例

〔楠見孝，子安増生，道田泰司，大庭コテイさち子（監）．（2013）．クリティカルシンキング・ロジカルライティング，ベネッセi-キャリア；Scheffer, B. K. & Rubenfeld, M. G. (2000). A Consensus Statement on Critical Thinking in Nursing, Journal of Nursing Education, 39(8), 352-359.；道田泰司．（2011）．良き学習者を目指す批判的思考教育．楠見孝，子安増生，道田泰司（編），批判的思考を育む：学士力と社会人基礎力の基盤形成（pp.187-192），有斐閣．を参考に筆者作成〕

004　クリティカルシンキング育成の方法

　クリティカルシンキングの教育方法は，教育する場の設定（新たに科目を設定する，あるいは既存科目を特化する），また，課題を考えるための手がかりや視点の教示の有無により4つに大きく分けられる（道田，2015, p.100；第1章2-2, p.14）。

- Ⓐ 汎用(general)アプローチ(特設科目，手がかりや視点の教示あり)
- Ⓑ 導入(infusion)アプローチ(既存科目，手がかりや視点の教示あり)
- Ⓒ 没入(immersion)アプローチ(既存科目，手がかりや視点の教示なし)
- Ⓓ 混合(mixed)アプローチ(ⒶにⒷまたはⒸを組み合わせたもの)

次項より，クリティカルシンキング・カリキュラムの実践例として，筆者がこれまで取り組んできた，学年進行にともなうクリティカルシンキング課題4事例を紹介する。事例はいずれも「考えるための手がかりや視点を与えた」取り組みであり，**事例3-1A，3-1B**が汎用アプローチ，**事例3-2〜3-4**は導入アプローチを用いている。なお，本章で紹介する初年次教育プログラムは，ベネッセi-キャリアが長年大学生の学びについて取り組んできた研究の成果を前提としており，事例もベネッセi-キャリアが提供しているテキストを基盤にしているものである。

4-1　汎用(general)アプローチを用いた事例

1　新設カリキュラムにおけるクリティカルシンキングの導入

事例3-1Aは，新設大学において，大学教育イノベーション・プログラムの一環としてクリティカルシンキング導入に取り組んだ，「看護教育クリティカルシンキング導入プログラム(2011〜2014年)」の特設特化科目(津波古ら，2015)である。新設大学ではとくに，さまざまな教育背景をもつ教員が集まるため，学科内で教育目標の共有化を図ることが必要である。看護実践力をはぐくむクリティカルシンキングの理解を深めることは，効果的な教育につながり，学生と教員双方の成長をうながす豊かなプログラムとなる。

事　例　3-1A　クリティカルシンキングの育成 特設特化科目(津波古ら，2015)

導入のねらい：
- 初年度教育および継続クリティカルシンキング育成をとおして，学生の成長を支援する。
- 常に変化する人と環境に，柔軟かつ適切に対応するための学習推進力育成を支援する。
- 新設看護学科のカリキュラムの発展的な構築をめざし，臨床看護判断に求められるクリティカルシンキングの育成における教員の教育方法の質の向上を図る。

カリキュラム導入の実際：
①特化科目名の検討：科目の名称と意識づけを行った。

> 例　クリティカルシンキングⅠ：ヘルスアセスメント
> 　　クリティカルシンキングⅡA：問題解決技法
> 　　クリティカルシンキングⅡB：看護過程演習
> 　　クリティカルシンキングⅢ：研究方法

②学年進行にともなう科目内容の検討
[初年次]
・「クリティカルシンキング」「データベースドシンキング」…テキストを用いた学習
・特化科目「看護理論：人と環境の相互作用」へのクリティカルシンキングの導入（2コマ）…理論家の人・環境・健康・看護・人と環境の相互作用の前提の吟味と識別を学ぶ(授業の詳細は**事例3-2, p.101**)
・特化科目「保健統計」のなかでのエビデンスベースドシンキング（3コマ）

[2〜3年次]　特化科目/演習および実習でのクリティカルシンキングの応用
[4年次]　特化科目：「プロフェッショナルとリーダーシップ」（15コマ）（授業の詳細は**事例3-4, p.107〜111**）

評価：ベネッセi-キャリアの『クリティカルシンキング』(楠見ら監修, 2013；東山, 2015)を参考に，クリティカルシンキング・カリキュラムプログラムを実施した4年次学生を対象に行った「学びへの意識」調査(佐藤, 2015, pp.75-76)の結果の一部を示す。

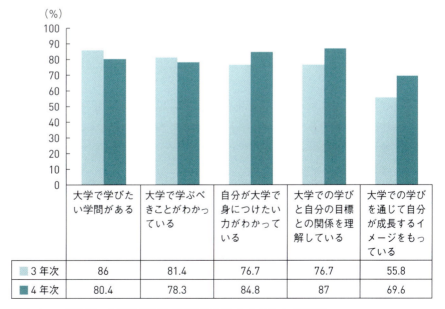

	大学で学びたい学問がある	大学で学ぶべきことがわかっている	自分が大学で身につけたい力がわかっている	大学での学びと自分の目標との関係を理解している	大学での学びを通じて自分が成長するイメージをもっている
3年次	86	81.4	76.7	76.7	55.8
4年次	80.4	78.3	84.8	87	69.6

図3-6　「学びへの意識」肯定回答率(3年次と4年次との比較)

[対象] 看護学生47名；2013年7月22日(3年次)，2015年1月22日(4年次)実施

[評価]「学びの意識」尺度(ベネッセi-キャリア作成)を評価に使用した。5つの設問を設定し，それぞれ「非常にあてはまる」「ややあてはまる」「あまりあてはまらない」「まったくあてはまらない」の4肢選択で，「非常にあてはまる」「ややあてはまる」を肯定回答とする。

[結果]「大学での学びと自分の目標との関係を理解している」「大学での学びを通じて自分が成長するイメージをもっている」の2設問は，3年次の回答と比較して10ポイント以上，上回っている(図3-6)。このことより，4年間を通じて，学生が成長した様子がみえる。

2 既設カリキュラムにおけるクリティカルシンキングの導入

事例3-1Bは，既存のカリキュラムへのクリティカルシンキングの導入に取り組んだ特設科目(津波古ら，2016)の紹介である。大学初年次教育プログラムは，高校から大学への移行として「学び方を学ぶ」(Fink, 2013)こと，すなわち，学士力に必要なジェネリックスキルを育み，「学習面だけでなく生活面や人格面を含めた総合的な支援を含みうる」取り組みである。とりわけ，クリティカルシンキングの基本的スキルと書く力の育成は学士課程における専門教育の基礎をつくる。

事例 3-1B　クリティカルシンキングの3つのスキルと論理的に書く力の育成特化科目（津波古ら，2016）

授業名：看護学科2年生対象の特化科目『看護学方法論――クリティカルシンキングとロジカルライティング』(実施：M大学教育イノベーションプログラム授業)

受講者：看護学科2年生116名

授業回数：8回(90分)

授業形式：講義と協同学習

目的：看護実践力の基礎となるクリティカルシンキングの入門とロジカルライティングの育成

ねらい：期待する能力：クリティカルシンキングの3つの基本(❶～❸)，およびロジカルライティングを修得することができる。

- 議論を正確に把握する力…❶
    議論や文章の問題を明確にできる。
    主張・結論に対して，根拠・理由を明確にできる。
- あらわれていない考えに着目する力…❷
    議論や根拠のなかに，事実と意見を区別できる。
    議論のなかに，「隠れた前提」を明確にできる。
    「事実」に関する隠れた前提と「価値」に関する隠れた前提を区別できる。
    話し手や書き手がどのような価値観をもっているか明確にできる。
- 根拠自体が妥当であるかを確認する力（エビデンスベースドシンキング）…❸
    「比較する」「関係を調べる」の2つの視点で事例を読むことができる。
- 考えを統合し，類推する力
    根拠をあげ，主張・意見すること（議論）を論理的にまとめる（ロジカルライティング）ができる。
    事例検討やクリティカルシンキングノート作成を継続して行うことで，類推することを学ぶことができる。

〔楠見孝, 子安増生, 道田泰司, 大庭コテイさち子（監）. （2013）. クリティカルシンキング・ロジカルライティング, ベネッセi-キャリア. より引用. 一部改変〕

内容と方法：基礎2回，エビデンスベースドシンキング2回，展開例4回を実施した（展開例の詳細は pp.98～101）。

　［教材］
　・「クリティカルシンキング・ロジカルライティング」（楠見ら監修, 2013）
　・テーマごとに教材を作成し，適時に配布して活用
　［方法］
　①講義と演習をとおした基本の学習と応用のワーキング
　②各課題の効果的学習のための教材を作成し実施
　③個人学習と協同学習をとおした取り組み
　④課題に対応して，専門性を考慮した3名の教員（看護教員2名，疫学統計教員1名）で実施

分析・評価方法：
- 各課題の評価（①よくできた，②できた，③工夫が必要 の3段階）
- 事前・事後の「クリティカルシンキング度チェック（態度編）」を用いた評価（9問，5段階）の比較

　［態度評価の理由］クリティカルシンキング育成のための教育は，基本的な「構成要素であるスキルや知識を教えることで，その能力を高め，あわせて態度を育成する」（楠見, 2007, p.157）ことである。とくに「態度」の育成は重要であり，"応用力"や学習の"転移"は態度で左右されるほか，問題解決や読解，討論におけるクリティカルシンキングのプロセスに必要といわれる（楠見, 2007）。測定には便宜上，既存のテキスト（楠見ら監修, 2013）で専門家が作成した態度評価を用い，数

値化して比較できるようにした。

主な結果：各課題は，クリティカルシンキングの理解および議論を正確に把握する力，あらわれていない考えに着目する力，ロジカルライティング，と，難易度順に取り組んでいったこともあり，個人差が顕著であった。しかし，後半のロジカルライティングでは徐々に，構成を考えて書く力の成果がみられた。

全体のクリティカルシンキングの学習の評価を，事前・事後の「クリティカルシンキング度チェック（態度編）」を用いて行い，その結果を比較したところ，明確に成果が示された（図3-7）。各設問の事前・事後比較においても成果がみられた（図3-8）。

それぞれの設問は期待する能力を示し，設問1～3は「議論を正確に把握する力」，設問4～6は「あらわれていない考えに着目する力」，設問7～9は「根拠自体が妥当であるかを確認する力」を示す。各項目を比較すると，学士力に必要な「議論する力」は著しく変化しており，「議論を正確に把握する力」で書き手（話し手）が主張することの根拠や理由を考え，文章や議論において問題をとらえることについては顕著な成果がみられる。ロジカルライティングに関しては，辰野（2006）は，「言葉で記述できれば，一層（学習）の転化がされやすくなる」と述べており，

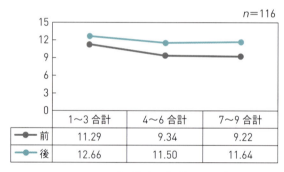

図3-7　クリティカルシンキングの態度：期待する能力別の前後比較（平均値）

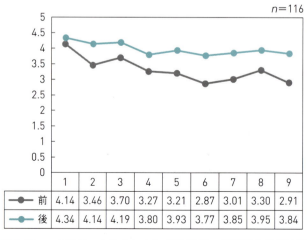

図3-8　クリティカルシンキングの態度：各設問の前後比較

作文や添削など，書くことの授業による効果はみられたと考える。一方，推論をはぐくむために授業者が最も力を入れた，隠れた前提を意識する力，つまり「あらわれていない考えに着目する力」については課題が残った。

本事例は，看護学生2年生1クラス(116名)のみの結果報告であり，一般化するには限界があり，一般化には今後の継続実施が必要である。また，クリティカルシンキング教育は，継続的育成によって，必要時にスキル(手がかり・視点)を使いこなせるようになることがその目的であり，学生の関心を継続していく工夫が課題の1つといえる。

3 授業設計の工夫

新規初年次カリキュラム特設科目であれば2単位(15コマ)として，クリティカルシンキングの3つの基本的スキル，❶議論の明確化：議論を正確に把握する力，❷隠れた前提の明確化：あらわれていない考えに着目する力，❸根拠の確かさ：根拠自体が妥当かを確認する力の修得と，ロジカルライティング：考えを統合し，類推する力，の学びを中心に，10コマ程度の時間配分を決める。残りの5コマで「エビデンスベースドシンキング」の事実を基に思考する力(エビデンスマインド)の学習にあてる。統計学や保健統計学の教員と協同で行うとより効果的である。

既存のカリキュラムにおける強化科目として，学習強化プログラム(1単位)「クリティカルシンキングとロジカルライティング」をおく場合は，たとえば，学内の教育イノベーションプロジェクトで助成金を獲得し，資金と時間を捻出する方法がある。全学的取り組みとしてプログラムの目的と内容・方法のコンセンサスを得たのち，他の科目責任者の協力のもと時間調整を行い，実施する。時期的には，長期休暇前にテキストを配布し新学期初めに実施すれば，その後の学びに活かすことができる。

ロジカルライティングは，クリティカルシンキングのほかに総合力を必要とする。Paul & Elder(2012)は，「よい考え方は可能性を広げてくれる。自分の考え方の質を最大限に高めるには，自分の考え方をクリティカルにみることができるようになる必要がある」と述べている。ロジカルに課題やテーマに沿った文章を書くことは，思考を文字に変換し，その文字の背後にある内なる声・内なる自分を客観的に見つめる，内省的作業をすることでもある。

本書では授業展開例を3つ示しているが(展開例1〜3)，各校のカリキュラムの特徴や学生の特性，ニーズに合わせて，授業方法や課題資料にも工夫が必要である。

> 展開例
> **1** グループ討論を取り入れた学習
>
> **育成のねらい:**
> - 問題(テーマ)・主題(結論)・根拠(理由)を明確にし,記述する。
> - 身近な話題・テーマ(2015年5月～9月の朝日新聞「天声人語」を活用)2題から,クリティカルシンキングの基本(課題を正確に把握する力)や文章のなかにあらわれていない考え・隠れた前提に着目する力をつける。
> - 正解のない答えについて,根拠をもって説明・主張できる力をつける。
> - クリティカルシンキングに役立つ学生向けの本を紹介し,学生に関心をもってもらう。
>
>   例)苅谷剛彦. (2002). 知的複眼思考法：誰でも持っている創造力のスイッチ. 講談社
>
>   　黒木登志夫. (2011). 知的文章とプレゼンテーション：日本語の場合,英語の場合. 中央公論社
>
>   　道田泰司, 宮元博章. /秋月りす(画). (1999). クリティカル進化(シンカー)論：『OL進化論』で学ぶ思考の技法. 北大路書房
>
>   　秋月りす. (1990-). OL進化論. 講談社
>
> **演習事例：**[配布資料「天声人語」(2015.9.24)]
>
>> 子どもの頃,家の近くにごく小さな本屋さんがあった。ふだんは少年漫画誌くらいしか買わなかったが,あるときから毎月,漱石全集の配本を受け取りに行くようになった。いつも渋い顔で店番をしている老主人が,この時はなぜか上機嫌だった。▼街の本屋さんに学んだことは多い。中学高校の頃に通った店では,顔見知りになった主人が時々お薦めの本を教えてくれた。「これは名作だから読むといい」。知的な背伸びの勧めだったのだろう。そんな書店が少なくなって久しい。▼「本屋さんの逆襲」が話題になっている。村上春樹さんの新刊が10日に発売された。初版10万部のうち,9万部を紀伊国屋書店が買い切った。独り占めするのではなく,他の書店にも回すが,買い取りだから返本はきかない。賭けである。▼勢力を増すネット書店に対抗するためという。今回,アマゾンなどに流れるのは5千部程度。多くの読者は通販ではなく,街場の「リアル書店」まで足を運ばなければならない。どんな結果になるだろう。▼電子書籍の脅威もあり,紙の本の苦境は続く。大型店勤務が長い田口久美子さんの『書店不屈宣言』は,きっぱり言う。「本はかたちがあってこそ本だ」。紙とインクでできたモノなのだ,と。▼紙の本で育った者として深く賛意を表したい。私たちの生活圏の中にある書店こそ,紙の本の「命綱」だという主張にも。目当ての本を手に入れるだけの場所ではない。書店は,未知の書物との魅惑的な出会いの場でもある。

[課題]問題(テーマ),主張,主張の根拠についてグループで討論し,まとめる。

学生・教員の討議(例)：
①問題の明確化：資料(文)で取り上げられているテーマ・問題は何か？
　　⇒　近所の書店が少なくなったがそれでいいのか
　　⇒　書き手が発信している"問い"の意味は何か
②主張(結論)：問題に対しての主張は何か？
　　⇒　私たちの生活圏のなかにある書店こそ,本の「命綱」(使命,役割)である
③根拠(理由)：主張の根拠は何か？
　　⇒　本を手に入れる場所だけではなく,未知の書物との出会いの場でもある
　　⇒　電子書籍(ネット書店)の脅威に対抗するものとして,「本屋さんの逆襲」に賛同する
④隠れた前提は何か？
　　⇒　「本はかたちがあってこそ本だ」
　　⇒　筆者のこだわり……紙とインクでできたモノなのだ
　　⇒　「リアル書店」は,ネット書店に勝る

展開例 2

記述課題演習と添削を取り入れた学習

育成のねらい：
- 身近な話題・テーマ3題をとおして,クリティカルシンキングの基本や文章のなかにあらわれていない考え・隠れた前提に着目する力をつける。
- 問題(テーマ)・主題(結論)・根拠(理由)を明確にし,リードと30文字のサマリーを書く。
- 演習と添削をとおして,サマリーと意見の違い,引用の仕方など,基本的な書く力を身につける。

課題文：朝日新聞「天声人語」（2015年5～9月の朝日新聞）※資料の掲載は省略

[リード(見出し)]

[サマリー(30文字)]

展開例 3 グループ討論を取り入れた授業

育成のねらい：

- 論理的に文章を書く力(ロジカルライティング)を身につけるために，課題文章からロジカルな(機能的)「型」を学ぶ。
- 文章(言葉の表現)から著者の考え方(思考の流れ)を読み取ることができる。

課題：

- 基本的な型(タイトル，リード，主張，その前提，根拠，念押し・提案)を明確にする。
- 要約と要旨の違いを理解し，短くまとめる。

課題文：[配布資料「週刊医学界新聞」第3135号，p.7，医学書院．（2015.7.27）]

タイトル	常に卓越したケアを提供するために

　第2回日本CNS看護学会が2015年6月13日，田村恵子大会長（京大大学院）のもと「高度実践看護への挑戦」をテーマに開催され，1,004人が参加した（会場＝東京都千代田区・日本教育会館）。専門看護師（以下，CNS）は，1996年から認定が開始され，2015年4月時点で，11分野1,466人が認定を受けている。本紙では，高度実践看護の担い手としてのCNSの在り方を示した大会長講演「高度実践看護への挑戦」（座長＝創価大・添田百合子氏）の様子を報告する。

◆活動の場に合わせたCNSとしての役割を果たしてほしい

　高齢化の急速な進行に伴う医療システムの変革により，看護の役割は，従来の病院看護を基礎とした治癒モデルから，生活を重視したQOLの向上モデルへと転換が求められている。田村氏は，CNSも同様に，役割の変革が求められていると指摘した。それは，「実践」「相談」「教育」「調整」「研究」「倫理調整」というCNSの6つの役割のなかで，さらに，診断・治療に深くかかわりケアとキュアを統合した高度な看護実践を展開すること，それらを通して幅広く看護の質向上に貢献し

[3つの根拠]

ていくことだという。氏は，それらを実現するために，自身の活動を通して感じたCNSに求められる姿を3つ挙げた。

1つ目は，偶然ではなく，「常に」卓越した看護ケアを提供すること。複雑な健康問題を読み解き，患者の立場に立った問題解決のゴールを設定する，そしてゴールに向かってアプローチする。それらを意図して行えるようになるには，各事例について論理的な振り返りを行い，ケアに共通するパターンを見つけ出し，モデル構築を行っていく必要がある。

2つ目は，専門領域のみにとどまらないグローバルな視点を備えていること。療養の場に応じた他分野の専門・認定看護師とのチームアプローチ，患者の状態や必要に応じた保健医療福祉チーム作りができているか，そして，作り上げたチームにおける相談や調整に加え，倫理的課題についても探究し，解決の糸口が提示できているかを確認することを求めた。

3つ目は，変革推進者として高度実践看護への挑戦を行うこと。総合的な判断力と組織的な問題解決力を持って専門領域における新しい課題に挑戦していくには，判断力・問題解決力・リーダーシップを習得したうえで，専門領域の現状に対する批判的な視点をもつことが求められる。そして，教育・研究の課題，さらには政策にも関心をもち，"開発的役割"として積極的に関与・発信することが望まれる，とした。

[念押し]

氏は，活動の場を地域包括医療と高度先端医療に大きく分けたうえで，前者においては超高齢社会におけるCNSの役割を意識しながら保健医療福祉チームなどと協働していくこと，後者においては医師主導型の医療チームでのCNSの役割を模索しながら，先端医療に伴う新たな看護を開発していくことを期待すると述べて，講演を締めくくった。

4-2　導入（infusion）アプローチを用いた事例

1　新設カリキュラムにおけるクリティカルシンキング導入

事例3-2は，学内「教育イノベーション」採択プログラムの一環として実施した，6つの看護理論と理論家の看護教育基盤である「人」「環境」「健康」「看護」の前提の吟味をとおした「特徴学習/ディープ・ラーニング」である。アクティブラーニングのねらいは，「自分（たち）で答えを作る学び方」と「学んだことが次の問いを生み出す学び方」（白水, 2015, p.21）

を身につけることである。大学初年次教育の1つとして，学び方を知ることと，看護学のパラダイムを"深いアプローチ"，すなわち「概念を自分で理解し意味を追求すること」（松下, 2015, p.12）によって，看護学への関心をより深めることを成果とする。

本事例では，クリティカルシンキング育成の特化科目として「看護理論」の学習に焦点をあてている。特化の理由は，看護理論は理論家の前提がよくみえるからである。Fawcettによれば，看護概念モデルは「著者の個人的世界観や看護観についての前提からつくり上げられる」という（Fawcett, 1990, p.47）。看護学概論を学んだあと，「看護理論」の科目のなかで，理論の概要を知るとともに理論の成り立ちを自分たちで考え，つくり出していくことが重要である。6つの理論家の前提を比較し学ぶことから，看護のエッセンスである「人」「環境」「健康」「看護」の特徴を描き出す「特徴学習/ディープ・ラーニング」が可能となり，学びの広がりと深化が進む。また，それぞれの理論の前提をとおして，理論家の思索の源泉を見出すことができ，それが看護学のフィロソフィーと実践の範囲，そして学際性を垣間見る経験へとつながる。

事例 3-2 前提の吟味と識別の育成 特化科目（津波古ら，2015）

授業名：看護学科1年生対象の特化科目「クリティカルシンキングと『看護理論：人と環境の相互作用』」（実施：J大学教育イノベーションプログラム授業）
受講者：看護学科1年生 52名
授業回数：15回（90分）（表3-2）

表 3-2 「クリティカルシンキングと『看護理論：人と環境の相互作用』」の授業計画（全15回）

回数	テーマ	講義形態・担当・活動
1	クリティカルシンキングの基本	講義：主担当教員
2	クリティカルシンキングの観点から看護理論を学ぶ	講義：主担当教員
3	フローレンス・ナイチンゲールの看護論	講義：理論特化担当
4	バージニア・ヘンダーソンの看護論	講義：理論特化担当
5	ドロセア・オレムのセルフケア理論	講義：理論特化担当
6	カリスタ・ロイのロイ適応看護モデル	講義：理論特化担当
7	ワトソンのケアリング理論	講義：理論特化担当
8	パトリシア・ベナーの看護論	講義：理論特化担当
9	アクティブラーニング(1)	図書館・教室等にて活動
10	アクティブラーニング(2)	図書館・教室等にて活動
11	アクティブラーニング(3)	図書館・教室等にて活動
12	アクティブラーニング(4)	図書館・教室等にて活動
13	グループ発表(1)	学生・全担当教員参加
14	グループ発表(2)	学生・全担当教員参加
15	まとめ	全体

授業形式：アクティブラーニング，担当教員5名によるオムニバス形式講義

目的：看護実践力の基礎となるクリティカルシンキングの「前提の吟味と識別」の育成

ねらい：看護理論は，それぞれの理論家の「人」「環境」「健康」「看護」の"前提"に基づいて構築されている。看護学教育において活用頻度の高い理論家の前提を明確にし，前提に基づいた理論のなかに見えてくる推論や信念や看護実践における応用的展望に気づいていく体験的科目とする。

内容と方法：

[対象理論]（1）フローレンス・ナイチンゲールの看護論，（2）バージニア・ヘンダーソンの看護論，（3）ドロセア・オレムのセルフケア理論，（4）カリスタ・ロイのロイ適応看護モデル，（5）ワトソンのケアリング理論，（6）パトリシア・ベナーの看護論について精通している教員5名による理論の概要と背景の講義

[課題]
① 「選択した看護理論家の紹介」「理論の概要」「その理論家は『人』をどのようにとらえているか，その前提となる考え」「『環境』をどのようにとらえているか，その前提」「人と環境の相互作用」について明確にする。
② グループ発表およびグループと個人課題の評価を行う。

[アクティブラーニング]個人学習，グループでの課題作業，共有してつくり上げるグループラーニングを実施する。その後，全体を統合して1つの課題プロジェクトとしてまとめ，パワーポイントで発表する。他の学生からの質疑応答を適切に行う。

学生の活動および評価：

① グループ分け：5～6名で1グループとし，各理論2グループとする。
・各グループで取り組みたい看護理論を選択する(複数グループのときはじゃんけん)。
・各グループ，リーダーを決める。
② 活動：それぞれ図書館・教室などで自由にグループワークを行う。教室でまとめをする。各担当教員は必要時に参加する。
③ まとめ：A4用紙3～4枚程度，USB(配布)に発表の資料を入れて提出。
④ 提出課題：「看護理論家の紹介」「理論の概要」「その理論家は『人』をどのようにとらえているか，その前提となる考え」「『環境』のとらえ方」「人と環境の相互作用」についての記述を簡潔に述べる。
⑤ グループ発表：10分程度でプレゼンテーション(パワーポイント使用可)，5分程度の質疑応答。
⑥ 評価：講義・グループワークへの積極的参加，プレゼンテーションなどを総合的に行う。学生のクリティカルシンキングについての評価(アンケート)

[「看護理論」プレゼンテーション]
・提出用紙(表3-3)
・作成したパワーポイント(形式は自由)を入れたUSBを提出

表 3-3　提出用紙

グループ名	
メンバー	
理論	
理論家	
看護理論家の紹介	
理論の概要	
「人」のとらえ方	理論の前提となるもの
「環境」のとらえ方	理論の前提となるもの
「人と環境の相互作用」のとらえ方	理論の前提となるもの
その他	

2　既設カリキュラムにおけるクリティカルシンキング導入

　事例 3-3 は、「小児看護学演習」における技術修得をとおして、「子どもの権利」についての推論・類推する力の育成をめざす取り組み（渡辺ら，2016）である。教養教育を基盤に、専門科目の学びが始まる 2 年次は、領域特有の知識やスキルの効果的習得をめざす時期である。演習の反復学習による経験の積み重ねはその後の実習での実践に影響する。楠見（2012, p.44）の「経験からの機能と類推」を基本概念とし、演習プログラムのイノベーションを試みた「学習経験をつくる」（Fink, 2013）事例である。

　なお、本章で用いている類推とは、反復学習による知識・スキルの蓄積において（事例をとおした）類似性に基づき、帰納的に共通性を抽出する力を育むこと（楠見，2012）をいう。

事例 3-3　推論・類推する力の育成 特化科目 （渡辺ら，2016）

授業名：看護学科 2 年生対象の特化科目『『小児看護学演習』における技術修得と『子どもの権利』についての類推」（実施：M 看護大学小児看護学演習授業モデル）
受講者：看護学科 2 年生 109 名
授業回数：15 回（90 分）

授業形式：講義・演習，アクティブラーニング
目的：小児看護に必要な援助技術を発達・健康・生活の同時的視点で関連づけた学び。看護実践力の基礎となるクリティカルシンキングの類推する力の育成，とりわけ反復学習による知識・スキルの蓄積を，事例を通した類似性に基づき帰納的に共通性を見出す力（楠見，2012）をはぐくむこと
基盤となる概念：楠見の「経験からの機能と類推」の基本概念（図 3-9）を応用し，図 3-10 の概念図を作成した。

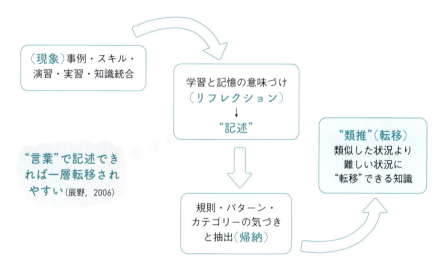

図 3-9　基盤となる概念：類推による学習：知識・スキルの異なる領域への転移による活用

〔楠見孝．（2012）．経験からの帰納と類推，p.44，有斐閣．をもとに筆者作成〕

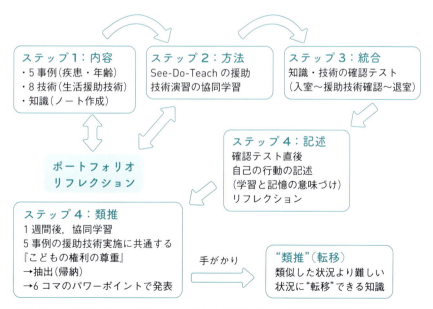

図 3-10　「類推する力」の育成をめざした協同学習：小児看護学演習の概念図

内容と方法：

[STEP 1]学習の内容　発達と疾患に応じたケアを学ぶ

　[STEP 1-1]異なった発達段階・異なった疾患の組み合わせ5事例の提示

　　①7か月児の心室中隔欠損症

　　②1歳6か月児の肺炎

　　③3歳5か月児の川崎病

　　④5歳児のネフローゼ症候群

　　⑤9歳3か月児の喘息

　[STEP 1-2]事例をふまえた技術演習の提示

　　日常生活の援助（食事・排泄・清潔）小児のスキル（与薬・バイタルサイン）

[STEP 2, 3]演習と確認テスト

[STEP 4]確認テスト後，自己の行動の記述

[STEP 5]協同学習を通した類推

　（1週間後）

　上記のSTEP 1～5をとおした技術実践から類推するテーマ「子どもの権利の尊重」についての協同作業：各グループの選択した技術場面から類推する子どもの権利尊重を提示

ねらい：小児看護学演習で習得した援助技術演習を基に，子どもにかかわる際に必要な「子どもの権利を尊重した援助技術」の振り返りを行う。協同学習をとおして小児のケアに必要な倫理的感受性を養うことができる。

発表方法：

①各グループの事例で行った子どもの発達・生活・健康をふまえた演習から，援助場面の項目を選択する。

②1グループにつき発表4分，質疑応答2分，計6分のプレゼンテーションを行う。資料はパワーポイント6コマで作成する。

結果：小児看護学演習の自己満足度評価は，図3-11のようになった。

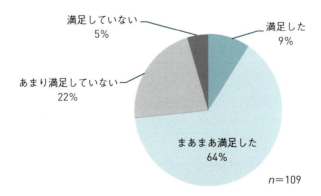

図3-11　小児看護学実習の満足度評価

評価：

・演習後の自己満足度評価において「満足した」と「まあまあ満足した」が合わせて

73％であったことは，STEP 1〜4 の過程において，技術演習と自己の行動の意味づけができたこと，またその際に，ポートフォリオおよび知識・技術の確認テスト前後の「記述」による学習と記憶の意味づけがうながされたことが効果として推察される(e.g. 辰野，2006)。
・1週間後に協同学習を行うことによって，学習と自己の意味づけが行われ，同事例に共通する「子どもを尊重したかかわり」という異なるテーマと場面への類推を容易にしたと推察される(e.g. 楠見，2012)。
・知識や技術の修得および技術演習の際には，子どもは人格をもち，常に成長発達していることをふまえ，状況の変化に応じた実践をする必要性があることの気づきを，学生は類推をとおして学べたと推測される。
・「満足していない」5％のなかには「難しかった」などの意見があり，疾患と年齢と技術の同時解釈と実践が要求される"看護師のように考えて行動する"ことの統合的育成を，全体の学生に浸透させるには，さらなる工夫が必要であることが推察される。

3　新設カリキュラムにおけるクリティカルシンキング導入

　良質思考の最終ステップを，Wolcott(2006)は「予測と直接的に有効なイノベーション」が行える「高度な認知的複雑性」と呼んでいる。また，道田(2006)は大学4年次の思考育成を「他人からの批判に耐えうる議論の構築」をめざすものととらえている。さらに，日向野は「新しい意味でのリーダーシップ・スキルを涵養するリーダーシップ教育課目が効果をあげるためには，アクティブラーニング方式で行う必要がある」(日向野，2015，p.246)と指摘する。それは「社会人になってからの生き方を変える可能性をもっているという意味でキャリア教育であり，過去の経験の解釈やその後の生き方を変えるという意味ではディープ・ラーニングである」という(日向野，2015，p.247)。

　事例 3-4A，3-4B は，看護専門職の基礎教育最終年度に，病院および地域医療におけるプロフェッショナルとリーダーシップに焦点をあて，「進行中のプロセスのためにスキルを統合し，方策のイノベーションのための情報を活用」(Wolcott, 2006, pp.1-6)して，批判的かつ創造的考え方を学ぶ取り組みである。

事例 3-4A　**専門職イノベーティブ・マインドの育成 特化科目**
（津波古ら，2015）

授業名：看護学科4年生対象の特化科目「プロフェッショナルとリーダーシップ」
　　　　　（実施：J大学教育イノベーションプログラム授業）

受講者：看護学科4年生46名
授業回数：15回（90分）（表3-4）

表3-4 「プロフェッショナルとリーダーシップ」の授業計画（全15回）

回数	テーマ
1	プロフェッショナルとは
2	リーダーシップ・マネジメント　医療関係者の信念対立の対応（事例）
3	「Nurse is a leader of the society」（McMullen） 組織風土と職業的使命感のずれ（討議）
4	リーダーシップの資質
5	ヒューマンサービスと看護
6	チーム活動とリーダーシップ
7	病院組織とマネジメント，「ケア製品」の品質管理など
8	臨床看護におけるリーダーの資質
9	在宅ケアとリーダーシップ
10	地域ネットワークとコミュニケーション能力
11	地域におけるリーダーシップ・マネジメント
12	地域看護におけるリーダーの資質
13	めざすリーダーシップ：グループ発表(1)
14	めざすリーダーシップ：グループ発表(2)
15	まとめ

講義：主担当教員，病院看護部長（非常勤），地域介護支援センター長（非常勤）によるオムニバス方式

目的：看護実践力の基礎となる創造的イノベーティブ・マインドとリーダーシップの育成

ねらい：効果的なチームワークを築き，そのチームワークを発展させるために，リーダーシップが必要である。リーダーシップに必要なリーダーの資質や，環境・資源のマネジメント力について考え，パースペクティブな環境を創造する力を養うために，演習形式で学習する。

内容と方法：

・看護・保健医療に関するリーダーシップ・マネジメントについて，国内外の文献から得られた知見を通して学ぶ。とりわけ，「Nurse is a leader of the society」（McMullen）に注目し，社会における看護の役割および学生の発展的リーダーシップのイメージを養う討議を行う（A教員担当）。

・「ヒューマンサービスと看護」「チーム活動とリーダーシップ」「いきいき組織とマネジメント」「見えにくい『ケア製品』の品質管理」などについて討議を行う（B教員担当）。

・長年の在宅ケアのなかで体験してきたリーダーシップとは，地域ネットワークと直接の当事者との対話力（コミュニケーション能力）とは，について事例をとおして検討し，地域におけるリーダーシップ・マネジメントを考える（C教員担当）。

[リーダーシップ 最終課題]（図3-12）
課題1：リーダーシップのビジョンについてメンバーでイメージを共有するために，これまでの実習やリーダーシップの講義をとおして学んだ"看護の現状"に対して，「今後増えていくべきもの」「減らしていくべきもの」*を挙げて考える。また，そこからビジョンを抽出して書き出す。
課題2：・リーダーシップのビジョンづくりで，看護の現状とありたい将来について，「As is（現状）」「To be（ありたい姿）」*を挙げて考える。
・現状とありたい姿のギャップについて，目標とアクションプランを立てる（8名1グループ，合計6グループのグループ学習）

〔*森時彦，ファシリテーターの道具研究会．（2008）．ファシリテーターの道具箱（pp.48-51）．ダイヤモンド社を参考に作成〕

評価：
　学生のプレゼンテーションのなかから特徴的な2題をモデルとして示す。
　Aグループ（図3-12左）は，「看護リーダーシップのビジョン」と題し，増やしていくべきもの，減らしていくべきものをあげた。それらを基に，人に対するビジョンと環境に対するビジョン，そして人と環境の相互作用を目標に掲げている。プロフェッショナルとリーダーシップの「専門職イノベーショナル・マインドの育成」特化科目の意図，エッセンスを掴んだ思考のプロセスとイメージを共有化したプレゼンテーションである。また，ここで挙げられているビジョンは，事例3-2 1年次の特化科目「クリティカルシンキングと『看護理論：人と環境の相互作用』」の学習で学んだこと（4年次のリーダーシップ論の授業ではとりあげていない）を想起している。3年後，異なる状況（将来の看護師と医療環境という関係）においての類推および学習の転化がはぐくまれていることがうかがえる。
　Bグループ（図3-12右）は「As is（現状）」と「To be（ありたい姿）」のアクションプランを検討した。広域の観点から病院環境と地域性と病院・地域の相互作用システム作りを提案しており，Wolcottのクリティカルシンキング育成と良質思考（表3-1, p.89）のステップ4「予測と直接的に有効なイノベーションを行う。また，進行中のプロセスのためにスキルを統合し，方策のイノベーションのために情報を活用する」力が育っていることがうかがえる。
　学生のプレゼンテーションは，掲載した2題のほかにも「暮らしやすい地域社会に向けて──看護師ができること」「ビジョン──これからの看護」「マネジリアル・グリッド論の活用──理想と現状のギャップ」など，どのグループも熟考されたものであった。アクションプランに，「現状とありたい姿のギャップに対する目標」として，「環境づくり」と「集団の能力に合わせたリーダーシップ」をあげたグループもあった。具体的には業務分担，給与付加，人材育成，意識づくりを掲げ，まとめとして，「考え方をつくる」→「実践できるための準備」→「実践する場の調整」，そして，現状とありたい姿をリストしたあとに「ありたい姿」をふ

まえて（理想の限界の気づき）目標を立てた，と説明していた。つまり，このグループもまた，Wolcott のステップ4「予測と直接的に有効なイノベーションを行う。是認した解決の限界についての気づき，説明，モニターする」を思考的に実践していることが推察される。

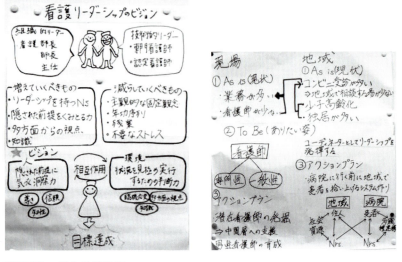

図 3-12　学生の発表例
（左）課題1：組織的リーダーと技術的リーダーの設定からクリティカルシンキングに基づくビジョン（A グループ）
（右）課題2：「As is」現状と「To be」ありたい姿を病棟と地域をつなぐアクションプラン（B グループ）
（学生より許可を得て掲載）

事例 3-4B　専門職イノベーティブ・マインドの育成 特化選択科目

授業名：看護学科4年生対象の「プロフェッショナルとリーダーシップ」（実施：K 大学選択科目授業）
受講者：看護学科4年生 18 名
授業回数：8回（90 分）（表 3-5）
授業形式：講義とアクティブラーニング
目的：看護実践力の基礎となる創造的イノベーティブ・マインドとリーダーシップの育成
評価：事例 3-4B は，事例 3-4A と同様の科目を，8回構成で行ったものである。実質的には6回の学びを通して，学生は図 3-13 のようなプレゼンテーションを行った。特徴的なことは，看護の現場において「今後増えていくべきもの」「減らしていくべきもの」をそれぞれあげ，両方に共通した4つのビジョン（心身ともに

表 3-5 「プロフェッショナルとリーダーシップ」の授業計画（全8回）

回数	テーマ
1	プロフェッショナルとは（クリティカルシンキングの基本を含む）
2	リーダーシップ・マネジメント 医療関係者の信念対立の対応（事例）
3	「Nurse is a leader of the society」（McMullen） 組織風土と職業的使命感のずれ（討議）
4	リーダーシップの資質（熟達のプロセスを含む）
5	ヒューマンサービスと看護
6	チーム活動とリーダーシップ
7	めざすリーダーシップ：グループ発表（1）
8	めざすリーダーシップ：グループ発表（2）

切り替えができる勤務体制，人材育成のサポート体制の質向上，患者1人ひとりに対する専門性の高い看護の提供，活き活きとやりがいをもって働ける職場環境）を抽出している点である。このグループは，全体的なクリティカルシンキング・カリキュラムでの取り組みではないが，講義のなかでクリティカルシンキングの基本の学びを活かしていることが推察される。

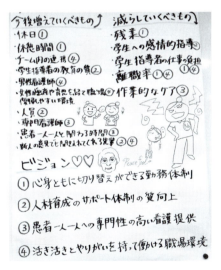

図 3-13 学生の発表例
増えていくべきもの・減らしていくべきものの双方的ビジョン（Cグループ）
（学生より許可を得て掲載）

クリティカルシンキング育成を促進する概念−基盤学習

看護学のカリキュラムは，「**content saturation（内容量飽和状態）**」と呼ばれるように，医療・看護の進歩とともに看護教育内容は膨大となり，時間割も過密になってきた。そうした状況のなかで「A New Curriculum for a New ERA of Nursing Education（看護教育の新しい時代の新カリキュラム）」（Giddens, et al., 2008）に示されるような概念基盤学習の取り組みがなされている。Giddens らは，概念−基盤学習の主な利点として，次の内容をあげている。

- 内容量にあまり重点をおかないアプローチであること
- 概念−基盤学習はクリティカルシンキングを促進すること
- 既存の領域看護基盤や状況基盤に重点をおかず，基本と応用を広くとらえる教授方法であること

看護教育カリキュラムの「内容量飽和状態」は，日本でも同様である。専門職教育を標榜する看護教育では，卒業到達目標および国家試験受験に必要な知識と技術の修得に加えて，それぞれの教科を貫く，看護に必要な「コンピテンシー」を育む必要がある。とりわけ，基盤となる基礎看護学において，基礎的知識および技術の原理原則の修得と同時に，他の看護領域の講義・演習・実習に関連づけ・類推する力の修得が期待される。常に状況が変化する臨床において，既習の基礎的概念の知識や技術を効果的なケアへとつなぎ，直面する新しいケア場面での問題解決力の源とするために，学生の段階からどのようなプログラムが必要か，検討すべきときであろう。

鶴田（2015, pp.16-17）は，コンピテンシーをベースとした教育的検討において，その内容から次の3つを分類している。

- 教科などを横断する汎用的なスキル（コンピテンシー）にかかわるもの
  例えば①スキルとして，問題解決，論理的思考，コミュニケーション，②メタ認知として，自己調整や内省，クリティカルシンキング，など
- 教科などの本質にかかわるもの
- 教科などに固有の知識や個別スキルに関するもの

さらに鶴田は，初等教育におけるコンピテンシー・ベースの教育について，「類推」の有効性を述べているが，それは専門職教育のコンピテンシー育成にも適応できると考えられる。これらの横断的学習の観点から，Giddens らの提唱する概念−基盤学習は内容量をスリム化する方略であると同時に，関連づけ学習の方法として，また，クリティカルシンキングを促進する効果的な教育プログラムといえるであろう。Giddens ら（2008 ; 2012）の概念−基盤学習例を参考に，筆者も，クリティカルシンキングの促進，関連づけ・類推に焦

点をあてた学習，例えば，①看護概念(看護の責務とアドボカシー，人間の尊厳，ケアリング，クリティカルシンキング，発達，家族，文化，看護倫理，コミュニケーション，適応と対処行動，ヘルスケアシステム，リーダーシップ，動機づけ，など)，②健康・疾病の基礎概念(健康・病気の連続体，ホメオスタシス・恒常性，ヘルスプロモーション，呼吸・循環と酸素化，電解質と体液，栄養とメタボリズム，排泄，疼痛，炎症，感染，など)を定義・メカニズム・発達的変化・臨床的応用の観点から学習，③系統的フィジカルアセスメント，④バイタルサインを解剖・生理，発達的変化，臨床的応用の観点から学習)に取り組んでいるが，概念-基盤学習の達成目標に対応した評価の設定が課題である。

文部科学省委託事業「看護系大学におけるモデル・コア・カリキュラム導入に関する調査研究」に関連して出された，大学における看護系人材養成の在り方に関する検討会(平成28年度〜)の報告(2017年4月28日付)では，「専門的知識・技術の教育にとどまらない学士としての批判的・創造的思考の醸成」や「自己を深く振り返る内省，自己洞察能力」などが示された。これらはクリティカルシンキング育成のプロセスに期待される成果とも類似しており，今後クリティカルシンキング育成に向けたさまざまな取り組みの必要性が示唆される。コア・カリキュラム導入におけるクリティカルシンキングについては，Bennerらが発信したメッセージでもある「Educating Nurses：A Call for Radical Transformation (ナースを育てる)」(Bennerら/早野ZITO訳，2009/2011)に沿った教育イノベーションとして効果的に活かされていくことが望まれる。

引用文献

安彦忠彦(編). (1999). 新版 カリキュラム研究入門, 勁草書房.

朝日新聞. (2015). 「天声人語」9月24日版.

Barnsteiner, J.(2016). 看護師のための質と安全の教育(QSEN)：看護実践を変える教育改革. 日本私立看護系大学協会40周年記念講演集, 4-55.

Benner, P., Sutphen, M., Leonard, V., & Day, L./早野ZITO真佐子(訳). (2009/2011). ベナー ナースを育てる(pp.125-127). 医学書院.

Bevis, E. O. & Watson, J./安酸史子(監訳). (1998/1999). ケアリングカリキュラム：看護教育の新しいパラダイム. 医学書院.

Carrel, A./渡部昇一(訳). (2007). 人間この未知なるもの(pp.289-290). 三笠書房.

Claus, S. (2016). 看護実践を変える教育改革：米国の動向から. 日本私立看護系大学協会40周年記念講演会誌, 56-79.

Fawcett, J./小島操子(監訳). (1989/1990). 看護モデルの理解：分析と評価(p.47). 医学書院.

Fink, L. D. (2013). Creating Singnificant Learning Experiences：An Integrated Approach to Designing College Courses. SanFrancisco, CA：Jossey-Bass.

Fink, L. D/土持ゲーリー法一(監訳). (2007/2011). 学習経験をつくる大学授業法(pp.15-179). 玉川大学出版部.

Giddens, J. F. & Brady, D. P. (2007). Rescuing Nursing Education from Content Saturation：The Case for a Concept-Based Curriculum. Journal of Nursing Education, 46(2), 65-69.

Giddens, J., Brady, D., Brown, P., Wright, M., Smith, D., & Harris, J. (2008). A New Curriculum for a NEW ERA of Nursing Education. Nursing Education Perspectives, 29(4), 200-204.

Giddens, J. F., Wright, M. & Gray, I. (2012). Selecting Concepts for a Concept-Based Curriulum：Application of a Benchmark Approach. Journal of Nursing Education, 51(9), 511-515.

東山高久. (2015). 教材「クリティカルシンキング」について. 津波古澄子，塚本尚子，舩木由香, 『批判的思考の育成：教育実践の効果測定の取り組み』2012年度〜2014年度 上智大学教育イノベーション・プログラム報告書(pp.67-70).

日向野幹也．(2015)．新しいリーダーシップ教育とディープ・アクティブラーニング．松下佳代(編著)，ディープ・アクティブラーニング：大学授業を深化させるために(pp.214-260)，勁草書房．
Institute of Medicine (IOM) of the National Academies. (2011). The Future of Nutsing : Leading Chnge, Advancing Health. The National Acacemies Press.
池上彰．(2014)．おとなの教養：私たちはどこから来て，どこへ行くのか？(p.24)．NHK出版．
伊勢田哲治．(2005)．哲学思考トレーニング(pp.22-40)．筑摩書房．
金子元久．(2007)．大学の教育力：何を教え，学ぶか(pp.71-170)．筑摩書房．
Kemp, J. E. (1977). Instructional Design : A Plan for Unit and Course development, 2nd ed. Belmont, CA : Fearon-Pitman Publishers.
King, P. M. & Kitchener, K. S. (1994). Developing Reflective Judgmnet(pp.44-74). SanFrancisco, CA : Jossey Bass.
絹川正吉．(2004)．教養教育論の視点．絹川正吉，舘昭(編著)，講座「21世紀の大学・高等教育を考える」第3巻 学士課程教育の改革(p.50)，東信堂．
小山眞理子(編)．(2000)．看護教育講座2 看護教育のカリキュラム．医学書院．
楠見孝．(2007)．判断・推論におけるバイアス．稲垣佳世子，鈴木宏昭，大浦容子，新訂 認知過程研究：知識の獲得とその利用(pp.140-152；153-158)．放送大学教育振興会．
楠見孝．(2012)．経験からの帰納と類推．金井壽宏，楠見孝(編)，実践知：エキスパートの知性(p.44)，有斐閣．
楠見孝，子安増生，道田泰司，大庭コテイさち子(監)．(2013)．クリティカルシンキング・ロジカルライティング，ベネッセi-キャリア．
松尾睦．(2006)．経験からの学習：プロフェッショナルへの成長プロセス(pp.1-11；48-85；189-191)．同文館出版．
松下佳代(編著)．(2015)．ディープ・アクティブラーニング：大学授業を深化させるために(p.12)．勁草書房．
道田泰司．(2011)．良き学習者を目指す批判的思考教育．楠見孝，子安増生，道田泰司(編)，批判的思考を育む：学士力と社会人基礎力の基盤形成(pp.187-199)，有斐閣．
道田泰司．(2015)．批判的思考教育の技法．楠見孝，道田泰司(編)，批判的思考―21世紀を生きぬくリテラシーの基盤(pp.100-105)，新曜社．
森時彦，ファシリテーターの道具研究会．(2008)．ファシリテーターの道具箱(pp.48-51)．ダイヤモンド社．
諸星裕．(2010)．大学破綻：合併，身売り，倒産の内幕．角川書店．
中西睦子．(1987)．方法としての看護過程：成立条件と原価．ゆみる出版．
西岡加名恵,石井英真,田中耕治(編)．(2015)．新しい教育評価入門：人を育てる評価のために．有斐閣．
Paul, R. & Elder, L./村田美子，巽由佳子(訳)．(2001/2003)．クリティカル・シンキング：「思考」と「行動」を高める基礎講座(pp.1；87-126)．東洋経済新報社．
Paul, R. & Elder, L. (2012). Critical Thinking : Tools for Taking Charge of Your Learning and Your Life, 3rd ed(pp.123-141). NewYork, NY : Pearson.
Phillips, J. M., Resnick, J., Boni, M. S., Bradley, P., Grady, J. L., Ruland, J. P. & Stuever, N. L. (2013). Voices of Innovation: Building a Model for Curriculum Taransformatin, International Journal of Nursing Education Scholarship, 10(1), 1-7.
佐藤一美．(2015)．評価「大学生基礎力調査の結果分析」．津波古澄子，塚本尚子，舩木由香，『批判的思考の育成：教育実践の効果測定の取り組み』2012年度〜2014年度 上智大学教育イノベーション・プログラム報告書(pp.71-76)．
佐藤学，秋田喜代美，志水宏吉，小玉重夫，北村友人(編)．(2016)．岩波講座 教育変革への展望1 教育の再定義(pp.18-25)．岩波書店．
Scheffer, B. K. & Rubenfeld, M. G. (2000). A Consensus Statement on Critical Thinking in Nursing, Journal of Nursing Education, 39(8), 352-359.
白水始．(2015)．「アクティブ・ラーニング」のねらいと指導法．教育展望，61(7)，21．
週刊医学界新聞編集室．(2017)．常に卓越したケアを提供するために．週刊医学界新聞，3135，7．
舘昭．(2007)．改めて「大学制度とは何か」を問う(pp.73-93)．東信堂．
髙木幹夫，日能研．(2009)．予習という病(pp.97-139)．講談社．
辰野千尋．(2006)．学び方の科学―学力向上にいかすAAI(pp.105；215-229)．図書文化．
Thompson, J. E. (2001). Schema of Curriculum Development and Design. In Thompson, J. E., Kershbaumer, R. M. & Krisman-Scott, M. A, Educating Advanced Practice Nurses and Midwives : from Practice to Teaching(pp.81-91；187), New York, NY : Springer.

Torres, G. & Stanton, M./近藤潤子，小山眞理子(訳)．(1982/1988)．看護教育カリキュラム：その作成過程．医学書院．

津波古澄子，塚本尚子，舩木由香．(2015)．『批判的思考の育成：教育実践の効果測定の取り組み』2012 年度〜2014 年度 上智大学教育イノベーション・プログラム報告書(pp.1-77)．

津波古澄子，渡辺まゆみ，井手悠一郎．(2016)．「看護実践力に必要な推論する力を育む取り組み：クリティカル・シンキングおよびロジカル・ライティング教材を用いた『主体的に学ぶ』協同学習」2016 年度聖マリア学院大学教育改革推進事業 実施報告書(pp.1-17)．

鶴田清司．(2015)．教科の枠を超えてコンピテンシーを育てる―「類推」による思考の有効性，教育展望，61(7)，16-20．

渡辺八重子，クローズ幸子．(2015)．米国看護大学における質と安全教育の改革"QSEN"の取り組み，看護教育，56(1)，56-63．

渡辺まゆみ，津波古澄子，山下雅佳実，楢原美鈴．(2016)．「類推」する力の育成をめざした看護技術演習―共同学習の効果に関する一考察，聖マリア学会発表抄録集．

Wilkinson, J. M. (2012). Nursing Process and Critical Thinking, 5th ed (pp.29-197). New York, NY : Pearson.

Wolcott, S. K. (2006). Faculty Handbook : Steps for Better Thinking. http://www.wolcottlynch.com

Zygmont, D. M. & Schaefer, K. M. (2006). Writing Across the Nursing Curriculum Project, In Oermann, M. H. & Heinrich, K. T. (Eds.), Innovations in Curriculum, Teaching, and Student and Faculty Development, Annual Review of Nursing Education, 4, 275-290, New York, NY : Springer.

参 考 文 献

Benner, P., Tanner, C. & Chesla, C. (2009). Expertise in Nursing Practice : Caring, clinical judgment, and Ethics, 2nd ed. New York, NY : Springer.

Campbell, S. H. & Daley, K. M. (2009). Simulation Scenarios for Nurse Educators : Making It Real. New York, NY : Springer.

Green, C. (2000). Critical Thinking in Nursing — Case Studies Across the Curriculum. Upper Saddle River, NJ : Prentice Hall.

Harding, M. M. & Snyder, J. S. (2016). Winningham's Critical Thinking Cases in Nursing : Medical-Surgical, Pediatric, Maternity, and Psychiatric, 6th ed. St. Louis, MO : Elsevier Mosby.

市川伸一．(1997)．考えることの科学：推論の認知心理学への招待．中央公論社．

石川真澄．(1986)．うまい！といわれる 短い文章のコツ(p.31)．ベストセラーズ．

苅谷剛彦．(2002)．知的複眼思考法：誰でも持っている創造力のスイッチ(pp.20-173)．講談社．

黒木登志夫．(2011)．知的文章とプレゼンテーション：日本語の場合，英語の場合．中央公論社．

道田泰司，宮元博章．/秋月りす(画)．(1999)．クリティカル進化論：『OL 進化論』で学ぶ思考の技法．北大路書房．

文部科学省 大学における看護系人材養成の在り方に関する検討会．(2011)．学士課程においてコアとなる看護実践能力を基盤とする教育，大学における看護系人材養成の在り方に関する検討会最終報告(pp.29-39)，文部科学省．

佐伯胖，佐々木正人(編)．(1990)．アクティブ・マインド：人間は動きのなかで考える(pp.i-24)．東京大学出版会．

津波古澄子．(2016)．教育実践報告：教育イノベーション『心の習慣・スキル』としてのクリティカル シンキングの育成と実践―学年進行に伴うカリキュラム構築と実践．共立女子大学看護研究会．

ヨシタケシンスケ．(2013)．りんごかもしれない．ブロンズ新社．

Zechmeister, E. B. & Johnson, J. E./宮元博章，道田泰司，谷口高士，菊池聡(訳)．(1992/1996)．クリティカルシンキング(入門篇)―あなたの思考をガイドする 40 の原則．北大路書房．

第4章 良質の看護実践とクリティカルシンキング

省察を通して，実践家はある専門分化した実践の反復経験から育った暗黙の理解を明らかにし，批判することができる。そして，経験することになる不確実性や独自性という状況の新たな理解が可能となる。

——哲学者　ドナルド・ショーン/佐藤学, 秋田喜代美(訳)『専門家の知恵：反省的実践家は行為しながら考える』(1983/2001, p.105)

001 "問う"アート

"看護とは"と問うことは,「看護を言葉にすること」につながり,「看護を目に見えるようにするため」に問い,さらに,「看護の概念を育てる,理論の形成に寄与するために問う」と小玉はいう(1994, p.17)。問うことは現象を言語化し,可視化,概念育成,理論形成につながることを示唆している。それでは,教授−学習(teaching-learning)環境ではどうであろうか。

教室・臨床場面での学生と教員・臨床指導者との「問い」も同様に,看護を言葉にして記述することで,考えや行動の意味を引き出し,共通言語で可視化し,理解を共有することにポイントがおかれる。そこから個々の学生の看護概念が育まれて,理論形成へとつながると考えるからである。Sitzman & Eichelberger は,看護理論は看護師たちの創造的生産物であり,(研究疑問をベースに)「さまざまな看護の側面を研究したり,評価したり,他の看護師たちが活用できるような方法で思慮深く記述する。つまり,理論は看護の現象のなかに見出したさまざまな様式(パターン)や関係を記述する努力である」と記している(Sitzman & Eichelberger, 2004, p.3)。それらを鑑みると,実践の科学である看護は,看護の現象を見極めるための"問うアート"ととらえることができる。"問う"という創造的深慮の積み重ねが,最適の看護実践と看護理論の発展へと導く。

では,看護の目標である最適の看護実践を行う人材を育むうえで,教育者の良質な問いかけの技を洗練するために必要な課題は何であろうか。また,クリティカルシンキングの思考習慣とスキルを高める学生の質問力の育成には,どのような支援が必要であろうか。それらに関連する国内文献は少ないが,看護基礎教育において「問う」ことに注目した福井は,海外の30英文献の内容分析を行い,「問う」ことに内包される6つの意図を見出している(福井,2012, pp.35-45)。

福井が示した内容は,①論理的思考・創造的思考のうながし,②学習過程の方向づけ,③質問の生成の支援,④自らの考えや感性の理解,⑤患者の思いや状態の理解,⑥臨床状況を解釈し続ける看護の探求,の6つである。これら6つの意図をみると,看護に特化した専門性が表れているのは,⑤患者の思いや状態の理解と⑥臨床状況を解釈し続ける看護の探求のみであり,これらは看護専門科目などをとおして卒業まで継続して学ぶものである。また,福井は同論文にて,看護教育において「問うこと」が論じられるようになった背景の1つとして,科学教育強化の契機になったといわれる「スプートニクショック」をあげ,米国における教育論争および議論から「思考し,探求の様式を学ぶことを重視し,能動的な探求者育成に向けて概念や普遍性を扱う方法を反映する多くのカリキュラムプロジェクトに国家として力が入れられた」(福井,2012, p.37)と記している。そして,それ以降,思考能力を育成するためのクリティカルシンキングの方略として,質問力の重要さが強調されるようになったという。看護教育の教授法においては,看護概念の明確化とクリティカルシンキングを「統合プロセス(integrated process)」(Kramer, 1993, pp.406-414)としてとらえ

る文献がみられる。米国看護教育にクリティカルシンキング育成が導入されるにともない，教育者も学生も同様に「問う力」が求められ，その結果としてさまざまな研究や教育方法が発展していったことが推察される。米国看護誌のなかでも定評のある『Annual Review of Nursing Education』で，「クリティカルシンキングを育むため」という意図で「The Art of Questioning」(Boswell, 2006, p.275)が項目として立てられているのをみて筆者自身も，正直驚き，また感嘆したことがある。

　福井のレビューで挙げられた6つの意図のうち①～④までは，学士力に必要といわれるジェネリックスキルであり，初年次教育から学年進行にともない身につけていくクリティカルシンキング能力である。つまり，看護教育において，学生の質問力を高め，問題解決や看護診断の基礎となるクリティカルシンキングを育む過程には，2つのアプローチが必要であることが示唆される。1つのアプローチはすべての思考の基盤となる思考力の育成に向けたもの，もう1つは，専門職としての思考の育成に向けたアプローチである。

1-1　基盤となる思考力の育成に向けたアプローチ

1　質問の質の違いをとらえたアプローチ

　基盤となる思考力の育成に向けたアプローチには，これまで取り上げてきた，クリティカルシンキングの基本となるクリティカルシンキングの期待される成果とWolcott(2006)の良質思考ステップ(表3-1, p.89, 図3-4, p.90)や学年進行にともなって期待されるクリティカルシンキング・スキルの指標(図3-5, p.91)などが活用されるときに用いられる質問などが含まれる。質問力に注目したKing(1995)，道田(2011a)，苅谷(2002)，飯久保(2006)，Paul & Elder(村田ら訳, 2001/2003)らの概念と方法から，質問力の育成に関する多くの示唆が得られる。とりわけ，前述のWolcottの良質思考の考え方を支持し，クリティカルシンキングを育む具体的な質問力を高める方法として，Kingの示した「質問の質の違い」に注目したい。

　クリティカルシンキング・カリキュラムの観点から，Kingはその手法を「探究心に根ざした(inquiry-based)アプローチ」と呼び，学びに必要な「思考を刺激する(thought-provoking)あるいはクリティカルシンキングの質問」と「事実を問う(factual)質問」を区分している。そして，探究心をとおしてクリティカルシンキングを育むには，学生間での問いの誘発が効果的だと述べ，教員がクリティカルシンキングの良質の問いを示すことで"モデリング"がよい影響を与えると指摘する(King, 1995, p.16)。加えて，学生自身が効果的で適切なクリティカルシンキングの発問ができるように，「一般的な思考を刺激する質問語幹」と「成果としての思考過程・スキル」のリストを示している(King, 1995, p.14)。質問語幹リストとは，「クリティカルシンキングを誘発するような質問の幹部分を列挙したリスト」(道田, 2011a, p.194)であり，質問の質と学習の質向上への成果を導くものである。

　Kingの研究をもとに行った道田の研究成果においても，学生間の「グループでの質問の

作成」「発表準備時のやり取り」「質疑応答時の回答や他グループの質問見聞」(道田, 2011, p.201)が, 日本の大学生の「質問しない気質」を考慮したうえでも, 質問力の向上に影響していることが示されている。なお, 道田の実践研究で提示された「質問分類のためのカテゴリー表」(表 4-1)は, それぞれの関連性を示し, King の述べる「モデリング」としての質問の手がかりになるであろう。

表 4-1　質問分類のためのカテゴリー表

カテゴリー			キーワードなど	備考
大	中	小		
事実を問う質問	単純説明	単純な説明を求める	「～とは何か(どのようなものか)？」 「～の意味は？」	
		具体例	「～の例は？」 「どのぐらいなのか？」 「～以外には何があるのか(他にはないのか)？」 「どのように行われて(して)いるのか？」 「どのようにすればよいのか？」 「～には何が含まれるのか？」	
		事実確認	(文章中に書かれていることを確認する質問)	
思考を刺激する質問	理由	なぜ	「なぜ(どうして, なんで)～なのか？」 「～する意味は何か？」 「～の理由(わけ)は？」	
		目的	「何のために～を行うのか？」 「～は日常生活にどのように適用できるか？」 「必要性があるのか？」	
	特徴	結果(効果)	「それはうまく働くのか？」 「～は(誰でも)可能なのか？」 「どれぐらい効果(意味)があるのか？」	
		特徴	「～のメリット(デメリット)は何か？」 「～の重要な点は何か？」	
		方法	「～はこのようにしてよいのか？」	具体例「どのようにすればよいのか？」と似ているので注意
		比較	「～と～の違いは何か？」 「～と～はどこが似ているのか？」 「～の観点から～と～を比較するとどうなるのか？」	
	可能性	もし	「もし～なら何が起きるのか(どうなるのか)？」 「このようなことは生じないのか？」	
		可能性	「このような可能性はないのか？」 「このようにも考えられるのではないか？」 「～についての別の(角度からの)見方はないか？」	
		場合	「このような場合(とき)はどうなるのか？」	
		批判	「～という考え方(やり方)は適切なのか？」 「こう考えたほうが適切ではないか？」 「～に対する反論はなにか？」 「必ずそうなのか？」 「この考えは疑問である」 (矛盾や問題点などの指摘)	

(つづく)

(表 4-1　つづき)

		具体的質問	「〜とあるのは，これこれこういうことなのか？」 「〜は，こうなのか，ああなのか？」 「〜と考えたが，それは適切なのか？」	
思考を刺激する質問	具体的質問	関係	「それは〜とどのような関係にあるのか（どのように結びつくのか）？」 「〜は〜にどのような影響を与えるか？」	（単純に「それは何なのか？」と聞くのではなく）
		非単純説明	説明を求めてはいるが，「児童にどのように伝えればよいか」など，単純ではない説明要求	
意図不明な質問	意図不明	意図不明	本文との関連性が不明（または薄く），かつ，質問の意図が不明確なもの どう考えても質問とは理解できないもの 本文内容とは無関係に個人的な興味で聞いているものなど	あまりつかわない（質問の意図を狭く取りすぎないように）
		不理解	本文中に答えが書かれている問い 本文の範囲を完全にはみ出している問い 誤解に基づく問い	

〔道田泰司．（2011）．授業においてさまざまな質問経験をすることが質問態度と質問力に及ぼす効果．教育心理学研究，59(2)，204，Appendix1 を転載〕

2　考える道筋としての問いに焦点をあてたアプローチ

　　質問力を高める方法を，「考える道筋を示す」という視点から取り上げると，苅谷(2002)は，学生が考える力を身につけるための教育実践を提示するなかで，「考える道筋としての『問い』」に焦点をあて，「問いの立てかたと展開のしかた」を次のように解説している。問いの立てかたのステップは，①疑問から問いへ，②実態を問う「問い」，そして，③「なぜ」という問いかけの3段階であらわされる。その素朴な「なぜ」という問いかけに端を発し，さまざまな側面から見ることで展開（因果関係や疑似相関・関係性の探索など）していくこと，これが考える道筋としての「問い」ということになる。これは，筆者が研究指導の導入として説明する「素朴な疑問(why)から研究マインド(what)への転換」に似ている。気になるある現状や現象に焦点をあて，なぜそうなっているのかと素朴な問いを立て，それはどのような要因（あるいは何）が影響しているのかを言語化・文章化していく方法である。このステップをたどることで，学生は，1つの問いから新たな問いを生み出し，そして自分で立てた問いに答えようと文献研究などの方法を探索し，1人で問いの道筋をつくっていくことができる。

3　考える訓練の積み重ねで育成される「わかる学力」

　　また，飯久保は著書『質問力』(2006)で，「考える力，質問する力を高める教育」の必要を主張し，論理的に考えるための観点から，質問力とは「論理的なコミュニケーション技術，思考技術」であると説明している。そして前述(p.119)の Boswell 同様，質問の種類と効用をとおした思考の訓練を推奨している。さらに，飯久保は「知識を獲得する：学ぶ質問」と「理解力，判断力のある人になる：考える質問」の2つを挙げて，「日本では，知識と知性

を混同し『考える訓練』を軽視する傾向があった」（飯久保，2006, p.62）と，日本の文化的背景を指摘する。それは，成人学習者だけのことだけではなく，社会化と発達支援をもって行われている義務教育をも含めた教育の積み重ねを視野にいれる必要があることを意味している。

　子どもの教育に関して，藤村は教育心理学の視点から，「できる学力」と「わかる学力」の学力モデルを示すと同時に，克服すべき課題を挙げている（藤村，2012, p.108）。手続き的知識やスキルを適用して定型的な問題を解決する力を「できる学力」，そして非定型的問題の解決に必要な概念的理解（概念にかかわる本質的理解）やそれにかかわって自分自身の思考プロセスを表現する力を「わかる学力」（藤村，2012, pp.108-109）と表現する。

　国際比較（PISA 調査など）によると，日本の子どもは，この「わかる学力」，言いかえると「解法や解釈が多様であり，概念的理解を要するような記述式の問題，判断の理由などを自分の言葉や図式で説明する問題」を解決する力が相対的に低い傾向にあるといわれる。これを，飯久保が指摘している「『考える訓練』を軽視する日本の文化的傾向」と重ね合わせてみると，考える質問をとおして理解力・判断力を育む「わかる学力」育成支援のニーズが明確になる。また，小中高の延長上にある大学生の，クリティカルシンキング育成に向けた「レディネス」が課題としてみえてくる。知識獲得を基盤とした「できる学力」と，答えが1つではない，あるいは正解のない不確かな状況を理解する力や判断の理由を説明できる「わかる学力」を"自覚する"ための導入教育，または"再認識する"機会が，学士基礎教育において与えられる必要があるのではないだろうか。

　さらに，藤村は「できる学力」と「わかる学力」は学習を支える人間関係形成に必要な学力の両輪だと示す（2012, p.199）。義務教育および学士基礎教育の「できる学力」の延長にある専門知識獲得と同様に，考える質問や内省を通したクリティカルシンキングに基づいた「わかる学力」は，実力の両輪としての役割を担うことになる。林（2015）は，著書のなかで，授業で身につけた質問力が，その後の大学生活や日常生活で「疑問をもって考える」ための契機の1つとなりうることを示唆している。

　小・中・高，大学教育における「わかる学力」の育成支援へのニーズが明確になる一方で，「『わかる』とはどういうことか」（山鳥，2002）と認識の脳科学の観点から問われると，「わかること」（認識の仕組み）への深慮が必要になってくる。「『わかる』ための土台は記憶である」と山鳥は指摘する（2002, p.59）。つまり，「わかること」は学習者の個別性に大きく左右され，単純ではないことを意味する。

　脳高次機能の研究者である山鳥は，人が「わかった」と思う時を，①直感的にわかる，②まとまることでわかる，③ルールを発見してわかる，④置き換えることでわかる，と4つの場合に分けて説明している（2002, pp.143-171）。クリティカルシンキングの類推する力や「知識の変換」の認知スキルの育成を通して，「わかる学力」を育成していくには，「まとめる」「ルールの発見」「置き換え」など，知識の想起をうながす質問を重ねていく教授-学習環境の整備が課題となる。

1-2 専門職としての思考の育成に向けたアプローチ

では，専門職としての思考の育成に向けたアプローチにはどのようなものがあるだろうか。Boswellは，看護専門職としての思考の育成において，学生が深く学べるように質問の内容や言葉遣いを事前に配慮すること，質問に答えやすい雰囲気をつくることは基本的なことであり，教員が質問することの目標は，あくまでも学生間で考えることをうながすことにあると指摘する。また，Boswellは，質問のタイプ(たとえば，具象的，抽象的，創造的，など)からBloomの分類法のレベル(知識，理解，応用，分析，統合，評価)に合わせた看護場面での質問の例やテクニックの活用をまとめている(Boswell, 2006, p.297)。さらに，認知的レベルでの質問に加えて，質問のカテゴリーとして仮説的，報告・対話的，計画的，系統的，そしてソクラテス問答についても解説している(Boswell, 2006, pp.298-301)。

1 質問の基本的カテゴリー

Ⓐ 仮説的(hypothetical)質問

仮説的質問とは，問題解決の可能ないくつかの方法や関係などを探索するような問いである。大切なことは，質問は正しい答えを事前に用意するのではなく，学生の視野が既存のルーチンから離れて他の選択肢を考える機会やチャレンジできるように配慮することである。たとえば，「仮にもし，ポリオワクチンが発見されていなかったら，どうなったと思う?」といった質問が相当する。当たり前のことをもう一度立ち止まって考えることをうながし，他の方策を想像的，創造的に模索する機会とする。

Ⓑ 報告・対話的(telling)質問

報告・対話的質問とは，具体的な情報を得るためのものであるが，"はい・いいえ"と答える質問ではなく，発展的に説明できるように導くものである。重要なキーワード，キューを拾い，事実を確認できるような説明をうながす。

Ⓒ 計画的(planning)質問

計画的質問とは，可能性の範囲を探索し，「現状で何をしたか」に焦点をおくのではなく「どうすることができたか」を，質問を通してブレーンストーミングするものである。たとえば，「プロジェクトを理想的に達成するのに最善の道程は何か」「そのプロジェクトにはどのような障害が予測されるのか」「達成を阻む時間的制約は」などが相当する。

Ⓓ 系統的(organizing)質問

系統的質問は，関連を見定めるようなときに用いることができる。たとえば，「神経系と消化器系の関係性はどうか」などを問うものである。アセスメントツールとして理論的

枠組みを活用する場合の問い，たとえば，ロイ適応理論の生理的様式の一連の観察項目の関連性をみる質問などもこれに相当する。

E ソクラテス問答

　ソクラテス問答は，上記Ⓐ〜Ⓓの質問や，異なる認知レベルでも活用でき，洞察とクリティカルシンキングの学びを促進する。ソクラテス問答を活用するということは，教員の問答プロセスに関する計画，ブレーンストーミングが求められ，単に偶発的プロセスではない熟慮した準備が重要である。Boswell(2006)はソクラテス問答を考えの明確化，前提の確認，推論とエビデンスの探索，視点や展望の評価，応用と成果の探索などに分類しており，著書に挙げられた例題は質問を考える際の参考になる。

　クリティカルシンキング育成に向けて質問を活かすうえで，以下の点を Boswell は強調する（2006, pp.298-302）。

- 前述の認知的レベルや種々のタイプの質問カテゴリーを組み合わせて質問すること
- 明確に質問を言語化し，あいまいさを避けること
- 学生の学習レベルに合わせること
- 論理的かつ順序づけて質問する姿勢をもつこと

質問することは継続学習へ向かわせる適応的メンタルプロセスであり，効果的な質問は学生の思考やアイデアを変容や発展へと導くものである。その結果，そこに居合わせた学生のなかから新しい問いを生み出すことになる。

看護過程に活かす5つのステップ

　Harding & Snyder が，看護過程にクリティカルシンキングを活かす際の手がかりとして説明する「5つのステップ」（Harding & Snyder, 2016, p.vi）もよく使われる手法である。
　5つのステップは，次のように解説される。

Ⓐ 適切な質問をすることで問題に気づき，説明すること。何を知る必要があるか？　質問の意図・意味は何か？
Ⓑ 問題解決や質問への応答に必要なデータや情報を選択すること。必要な情報は揃っているか？　もし不足しているなら，どのように，どこで追加情報・データは得られるか？　他に情報源は何があるか？
Ⓒ 明示している，あるいは隠された前提は何か，に気づくこと。前提は何か，それは正しいか？　さまざまなキューやヒントとなるものを注意深く考える。"考えること（想像）がなければ決して何も答えは見つからない"ことを肝に銘じる。
Ⓓ 可能性のある妥当な決断を選択し，明文化すること。可能な限りの選択肢を考えること。解決に何が最善か？　何が悪い方向にいくだろうか？
Ⓔ 価値のある結論を書くこと。すべてのデータを考慮し，何が妥当か？　何が最も意味

があるか？

3 推論の標準（standards of reasoning）と評価的問い

クリティカルシンキングと看護過程の融合を探究しているWilkinson(2012, p.59)は，Paul & Elderの「推論の標準(standards of reasoning)」（村田・巽訳，2001/2003）を用いた下記の質問によって，実習でのクリティカルシンキングの促進と育成を試みている。

- 明瞭さ：例をあげてみると？　別の言いかたであらわすと？
- 的確さ：本当か？　正確かどうか，どのように確認するか？
- 正確さ：詳細に説明すると？
- 妥当性：問題にどう影響するか？　問題をどう理解できるか？
- 深さ：問題が抱える複雑性をどう処理しているか？　質問に含まれる問題をどう説明するか？　重要な要因は？
- 幅：別の視点で考えると？
- 論理性：納得いく説明か？　つじつまは合うか？
- 重要性：妥当性に関連し，最も重要なものは何か？
- 公平さ：証拠に対して自分の考えは正当か？　問題の扱い方は公平か，自分の利害関係のせいでほかのみかたができなくなっていないか？　意図的に誰かの考えを変えようとする考え方ではないか？

4 モデリングとしての看護理論の概念枠・看護判断のアセスメント

従来の看護過程で用いられてきた数々の看護実践のアセスメントガイドや指標も，同様に思考を刺激する質問群といえる。これまで多くの看護場面で，看護師や指導者や学生が「アセスメント力と質問力の関係」を実感してきている。エビデンスをもとに"臨床の知"の1つとして蓄積してきた看護理論の枠組み・アセスメントツールも，最適な看護実践や重要な思考の刺激となる質問の数々である。看護とは何か？　患者のニーズは何か？　看護の原点である「患者中心の看護」の実践とは何か？　と問い続けたいくつかのキーコンセプトやそれにともなうキューの発問も「モデリング」としての役割を果たしている。

- ヘンダーソンの示すアセスメント14項目とそれぞれの質問
- オレムの「患者が看護を必要とする時はどんな時か？」という発問から導かれたセルフケアに必要な項目とニーズの充足に必要な質問
- ロイ適応理論の環境の変化に適応する生理的・自己概念・役割・相互依存の側面のアセスメント，それぞれの刺激のアセスメント，適応の判断に必要な質問
- ゴードンの生活習慣に根ざした質問項目
- NANDA-I看護診断（13領域）の共通したアセスメントの質問

このように，看護実践で用いられている多くの良質の質問は，多くの看護理論家が明示した「理論は実践のため(theory for practice)」「研究は実践のため(research for practice)」という基本的コンセプトに拠り，看護力としての実績につながる。それぞれを活かすこともまた，専門職としての思考の育成となる。

1-3 質問力を高める風土の形成

　ところで，日本の看護教育や臨床の現状において，クリティカルシンキング育成に必要な質問力を高める風土の形成は十分になされているだろうか。残念ながら，指導者・教員と学修者の質問力向上を意識した取り組みや研究は，きわめて少ないといえる。看護学は実践学であるがゆえに，これまでどちらかといえば評価のしやすい知識獲得や行動達成といった，正確な技術を修得する「できる学力」に重点が置かれてきた。たしかに，激変する医療の現場に立ち，知識と実践力をもつ人材育成が優先され，その隙間で「考える時間」のない現実は否むことができない"常識"となっている。そして，臨床のなかで辛うじて隙間と隙間を埋め合わせる，ケアリングの繰り返しを通して専門家は知恵を得ていく。その知恵をもつ専門家を，Schönは反省的実践家(the reflective practitioner)と呼び，「反省的実践家は行為しながら考える」と説明する(Schön/佐藤ら訳, 1983/2001)。Bennerの言葉でいうと「熟達」「達人」へのプロセスである。しかし，専門職をめざす初心者は，「ルチーン」や「常識」の前に立ち止まって考え，前提を確認し，状況の不確実さを認識し，理解するために自問しつつ(あるいは質問に応答しつつ)明確にしていく時間が必要であると考える。立ち止まり，考える時間を通して，いかなる新規な状況においても適応的スキルをもって問題解決できる思考をはぐくむことにつながる。つまり，クリティカルシンキング，臨床推論，類推するプロセスの"溜め"の時間が，アウトカムとなる最適な臨床判断を導く大事な一歩となる。それが看護教育におけるクリティカルシンキング育成カリキュラム導入の核となる理由である。そのことはまた，どのような質のよい問いをもって学生の思考のプロセスを導いていくのかという，教員・指導者側の課題であることをも意味する。

　指導者からの1つの質問に連鎖して，学生自身が新しい質のよい問いを発信することができることをめざす。その対話やダイナミックな関係の体験の蓄積が，個人の"問う"というアートの源泉となるであろう。

　ここで，質問の連鎖を垣間見ることのできる，ある実習カンファレンスでの事例を紹介する。

> 　実習1週目終了後のカンファレンスにおいて，学生が提案したテーマは小児看護実習の「環境整備」についてであった。学生はそれぞれに「環境整備でやったこと，やれなかったこと，難しかったこと」などを発表して一巡した。そこで，指導教員から，「今の発言は，ケアする側，学生を中心に見た振り返りでした。

では，入院している子どもを中心に見るとどうですか？」と問いが投げかけられた。

年齢・発達の差，子どもの習慣，疾患別対応の差，治療による特別な指示など，さまざまな条件を確認し，異なる視点からとらえることの必要性を認識した。たまたま，若年発症の摂食障害の小学生と中学生が実習施設に入院しており，その子どもたちの回復に向けた治療方針の1つとして，主治医から「病室に快適な環境をつくりましょう」という指示があった。ここで，それぞれに「環境」の意味が違うことに学生らは気づいた。

すると，学生の1人が，「ルチーンとしての『環境整備』」という言葉を同じレベルで使い考えていいのか？ 患者それぞれに意味が違うので，『環境整備』というワンパターンの文言は問題ではないか。（学生に向けて）みんなはどう思いますか？」と問いかけた。

それに対して，別の学生が「『環境整備のワンパターン』とはどういう意味か」と質問した。「環境には，入院生活の身の回りの環境と治療的環境，そして個人の内側の環境があることがわかったので，これまでのルチーン語の『環境整備』でいいだろうか？ と疑問に思う」と，最初の問いを発した学生は答えた。

そこに病棟の指導者も加わって，質問の連鎖を進め，「子どもの人権の尊重と環境整備」という発展的なカンファレンスへと導いていった。

　日本の看護の歴史そして実践において，"問う"というアートの重要性を認識する一方，これまでの看護教育の方法論として，思考の訓練をあまり深く掘り下げてこなかったのが現状である。中西(1987)の指摘から30年になる。クリティカルシンキングを俯瞰するこの機に，看護のサイエンスとアートを浮き彫りにする質問の意味を真摯に再考することとしたい。

　また，これまで教育の場や専門職としての"問う"アートに焦点を当ててきたが，"問う技"は，問う者と問われる者に内在している"見えざる心"と思考をつなぐものであり，それはニーズを抱えている人，病んでいる人，痛んでいる人，苦しんでいる人へのケアリングのプロセスでもあることを忘れてはならない。かかわる患者の心の引き出しを開けるのも閉めるのも，"問いかけ"によって左右される医療の現場で，日々患者と向き合っていることは，初学者の学生も熟達者も同様である。

クリティカルシンキングのツールとしての看護過程がめざすもの

クリティカルシンキングのツールとしての看護過程がめざすものは，第一に，ケアする相手の「健康上の問題を見極め，最適かつ個別的な看護を提供する」（日本看護科学学会，

2011)ことであり，第二に，ケアする側の成長・熟達を促進することである。

クリティカルシンキングのツールとしての看護過程を考察する際に浮上する問いは，次の3点であろう。

Ⓐ ツールとしての活用に終始し，目的が思考の訓練のみになっていないか。どのように効果的で個別性のある看護実践につなげるのか
Ⓑ 同時的統合の思考をもって，予測を含めて状況を推論し，優先順位を考慮した臨床判断の過程である看護過程をどのように示すのか
Ⓒ 初学者学生の段階的学びや看護師の同時的に統合する実践に，クリティカルシンキングがどのようにかかわっているか

これらすべてにエビデンスをもって最善の答えを出すことは難しいが，少なくとも今日の看護教育の状況を踏まえながら，現時点での最適な看護実践のための効果的な看護過程の取り組みを検討することが必要であると考える。

現行の看護教育の大きな課題は，看護過程をどう教え，どう実践するかであろう。昨今の看護基礎教育における「看護過程」の教育実践の困難さは，池西が指摘するように，看護過程に関連する「教育の現状」と「医療を取り巻く環境の変化」が看護過程の教育不全感に反映されていることも重要な要因として背景にある(池西，2016, p.421)。

『看護教育』誌が，2015年に「看護過程再考」，2016年に「看護過程再々考」という特集を組んでいる。とりわけ，古橋(2015)と池西(2016)の文献は興味深く，現在の看護教育の問題と課題を如実に語っている。両者に共通することは，看護過程の解釈を日本看護科学学会学術用語検討委員会の定義に基づいていること，看護教育における看護過程の有効性に期待していること，指導方法の工夫を必要としていることである。しかし，最も重要な指摘は，観察時の必要なデータの選択力や優先順位をつける力，アセスメント力の初心者である学生の限界についてである。加えて，両者は現行の看護教育における大きな課題である教育イノベーションのニーズを示唆している。

「看護過程」以外の方法の模索も始まっている(池西，2016)。また，"看護師思考"(Tanner, 2006)に注目する「臨床判断モデル」の取り組みもある。しかし，いずれにしてもまだ検討段階である。池西は，看護過程における学生の「アセスメント力」と臨床判断モデルにおける「気づき」に焦点をあてて，看護プロセスではない「臨床判断モデル」を看護基礎教育に求めた場合，経験知に基づいた「気づき」は修得が難しいことを指摘している。また，その経験の差は，気づきの差のみならず予測・予防的看護の差にも反映されると述べている(池西，2016, p.419)。

そこで本項を，「気づき」の修得についての1つの効果的な方法として，段階的とらえ方と直接的とらえ方の2段階の実践方法を検討する機会としたい。第2章で紹介した，Benner ら(早野 Zito 訳，2010/2011)のクリティカルシンキングに関する指摘は，「学生」と「専門職としての実践を学ぶ看護師」という学びの2段階的なとらえ方の必要性を示唆するものであった。前述の池西の指摘も同様に，経験知の差の観点から基礎教育を考慮するものである。ただし，ここでは経験の差によってどちらを選択するか，ではなく，患者との出会

いが「直接的な問題解決の必要な場」か「段階的な問題解決が可能な場」なのかによって選択することも考慮する必要がある。

中西は『方法としての看護過程：成立条件と限界』(1987)を著した。この「方法として」とは，何を指すのであろうか。科学的方法，クリティカルシンキングの学習方法，専門教育の方法，ケアを可視化する方法など，いくつかの視点が見えてくる。看護の基礎教育における実習での学びは，前述の"意義ある学習をクリエイトする"ためのカリキュラムデザイン同様，「意義ある学習のインタラクティブな特質」(Fink, 2007/2011, p.46)の基盤をもつと考えられる。つまり，意義ある体験学習には，「関心，基礎的知識，応用，学び方を学ぶ，統合，人間の特性がかかわりあっていくこと」が基本である。その学習の特性を踏まえて，臨床でのクリティカルシンキング，臨床判断がより効果的に用いられ看護実践につながることをめざすものである。

本節では，まず，看護基礎教育における「クリティカルシンキングのツールとしての看護過程」を説明するAlfaro-Lefevre(江本監訳, 1995/1996；本郷監訳, 2010/2012；2013)と「思考する方法としての看護過程」を深く掘り下げた中西(1987)を取りあげ，教育イノベーションの手がかりとする。続いて，さきほどの問い❹(ツールとしての活用に終始し，目的が思考の訓練のみになっていないか。どのように効果的で個別性のある看護実践につなげるのか)に応答する形で，看護過程とクリティカルシンキングを同時に考慮し融合する教育を実践しているWilkinson(2012)を取り上げる。さらに，問い❻(初学者学生の段階的学びや看護師の同時的に統合する実践にクリティカルシンキングがどのようにかかわっているか)に焦点をあて，看護実習や実践で用いられている既存の概念モデルを対比し，初学者学生に効果的な段階別学びと看護のエキスパートの熟達モデルとの差異をとりあげる。最後に，第1章で示した楠見の「看護におけるクリティカルシンキングのプロセスと構成要素」(図1-2, p.7)に基づいて，クリティカルシンキングを基盤とした看護過程モデルを提示し(図4-3, p.139)，問い❷(同時的統合の思考をもって，予測を含めて状況を推論し，優先順位を考慮した臨床判断の過程である看護過程をどのように示すのか)について検討する。

2-1 ツールあるいは方法としての看護過程

Alfaro-Lefevreは1987年頃から，クリティカルシンキングのツールとして看護過程を活用する方法を紹介し，著書でクリティカルシンキングと看護過程の位置づけを明言している。そのまえがきの一部を引用すると，「クリティカルシンキングのツールとしてはほかにも有用なものもあるが，最初に看護過程を学んでおくことで，看護の基準を守り，ほかのモデルを学習する基礎をつくることができる」と記している(Alfaro-Lefevre, 2012, p.xvii)。項目の前半を具体的にあげると，次のような内容が並ぶ(Alfaro-Lefevre, 2012, p.xix)。

- 思考の優先順位をどうつけるか
- 患者の重要な問題を早期に発見・予防するために迅速優先アセスメントをどう行うのか

- 安全を優先する文化(環境)をどのように育むか
- 米国医学研究所(IOM)の示すコア・コンピテンシーは,安全で効果的な看護を実現させる能力とどのような関係があるか
- 看護過程の各段階に対応した,エビデンスに基づくクリティカルシンキングの指標(クリティカルシンキングをうながす具体的な行動)

　また,Alfaro-Lefevre は,クリティカルシンキングの視点から看護過程の要素を配置転換して,「思考する看護」として必要なテーマを示している。同書のなかで Alfaro-Lefevre は,看護過程を学ぶ理由について「(看護過程は)看護師が看護実践を系統的・計画的に"看護師らしく考える"ために,まず学ばなければならないツールである。また,意思疎通を助け,看護師間のコミュニケーションを強めてくれる」(Alfaro-LeFevre, 2012, p.6)とし,「考えて行動する看護」に必要なツールとして明快に説明する。つまり,前述の飯久保(p.121)と同様に「理解力,判断力のある人になる:考える質問」を大事にし,「わかろうとする力・わかる力」を優先している。

　Alfaro-Lefevre によると,看護過程は(米国看護師協会の基準に沿って)「アセスメント」「診断」「(成果の確認)」「計画」「実施」「評価」であり,これらが循環的に継続していく。そして,看護過程の各段階にある基本知識を活かしていく結果,①患者ケアの内容を整理し,優先順位をつける,②患者の健康状態と QOL に常に焦点をあてる,③臨床の場面で理論的に考え,試験を受ける状況などで自分に自身をもち,クリティカルシンキングの習慣を身につけることができると記す(Alfaro-LeFevre, 2012, p.4)。さらに,クリティカルシンキングを高める看護過程の特徴として,次の8つをあげている。すなわち,看護過程の実践は,「①目的的・系統的・計画的である,②人間的である,③段階的・循環的・ダイナミックである,④成果中心で高い費用対効果をめざす,⑤先を見越す,⑥エビデンスに基づく,⑦直感的・論理的である,⑧結果をよく見直す,創意工夫をする,向上をめざすもの」である(2012, pp.4-5)。これは,Alfaro-Lefevre のいうクリティカルシンキングのツールとしての看護過程の学びは通過点であり,目的ではないことを示している。つまり,方法としての看護過程は,手段であり目的ではないことが明らかである。

　ここでいう看護過程も,Alfaro-Lefevre が示しているように,思考の優先順位に焦点をおき,問題解決のためのアセスメント力,看護実践のコンピテンシーや学習推進力の基盤となる思考の訓練および育成を目的とする。図 3-3, 3-4(p.90-91)に示すような,キャリアアップを含めて生涯にわたり繰り返し学んでいくクリティカルシンキング・スキル,楠見の示す「クリティカルシンキングのプロセスと構成要素」をとおして(図 1-2, p.7),洗練されていく思考のプロセスを踏み専門職業人として熟達を進化させ,クリティカルシンキングが『心の習慣・スキル』として涵養されることをめざす。なお,Alfaro-Lefevre のクリティカルシンキングと関連する事項のとらえ方は,以下の書籍,論文にくわしい(Alfaro-Lefevre, 本郷監訳,2010/2012, pp.2-30 ; 2013, pp.2-19 ; 2014, pp.4-8)。

　科学的方法としての看護過程を深慮した中西は,科学的追求の過程,問題解決過程,看護過程の比較および欧米型問題解決法と日本的対処様式の長所と短所の比較をとおして,文化的前提の違いを理解しようと試みた(1987, pp.117-137)。これは,第2章冒頭で引用した

中西の言葉の「形式的な異文化導入」に対する「意識のうえでの西洋化のすすめ」の独自の明文化であると考える。不確かさのなかでの意思決定と，リスクをはらんでいても練られた判断に立っているという前提で，問題解決過程の本質をとらえている。中西は，それが練られた判断に立っているものであれば，試行錯誤とは違い「失敗それ自体が価値をもつ」と述べる。失敗もまた経験として次の過程に生かされていくはずであり，「評価といわれる問題解決過程のなかで最も重視すべき段階」だからである，と中西はいう(1987, pp.16-18)。さらに，この重要な評価の段階が看護過程において軽視されているとも指摘する。

奇しくも，中西(1987)も Alfaro-Lefevre(2012, 2014)も，それぞれ看護過程と看護問題を区別し，その比較を表に示している。Alfaro-Lefevre は，問題解決の技法ではまず，問題に立ち向かうことからはじめるが，看護過程は先を見越した活動であり，問題の危険因子をつねに(たとえ問題がなくても)アセスメントすることを強調している。中西も，問題解決はまず困難にぶつかるところからスタートする。そして，仮説検証的な関連情報の収集と知識の活用へとつなげる。また，看護過程については，実践的思考技術であり，看護の実践を体系立てて科学的に行う1つの手続きとしてとらえ，問題解決プロセスと意思決定プロセスからなると記す。中西と Alfaro-Lefevre が行った看護過程と問題解決技法の比較，その類似的考え方や差異から得られる示唆をとおして，今後の教育的手がかりとしたい。

2-2　看護過程の積み重ねでめざす看護の力

1　看護過程でめざすものとは：最適のケアに向けた看護領域固有のスキル

前節で，Alfaro-LeFevre の説明に基づく「クリティカルシンキングのツールとして」，そして中西が検討した「(思考)方法として」の看護過程を取り上げてきた。それでは，「クリティカルシンキングのツールとして」また，「(思考)方法として」の看護過程でめざすものは何であろうか。さまざまな人々や患者との出会いのなかで，それぞれの状況，ケースの看護過程をとおした積み重ねは経験学習態度を育み，「実践知を支えるスキル」(第1章3-5, pp.35-37)として実を結び，看護の力につながることを期待する。

看護過程の定義は，米国では ANA(2010, p.3)，日本では日本看護科学学会(2011)によって，その構成要素や看護実践の方法として説明され，「人々の健康上の問題を見極め，最適かつ個別的な看護を提供するため」に看護の目的を達成する「科学的な問題解決法を応用した思考過程の道筋である」と示されている。しかしながら，看護過程はそれだけで完結するものではないことを看護者は日々体験している。"パーフェクトな実習"や"パーフェクトな看護実践"はなく，日々「実践した"最適のケア"はこれでよかったのか」と内省する反復経験を重ねることで，おそらく Schön のいう「暗黙の理解」へとつながっている(Schön/佐藤・村田訳，1983/2001)。

看護過程を積み重ねた成果が，看護プロフェッショナルの行動として「看護の熟達者・エキスパート」にどのように結びつくのかは，これまであまり明示されてこなかった。こ

こで，クリティカルシンキングのツールとしての看護過程のめざすものは何かを考えると，いかなる場においても，既習の知識とスキルを想起し，選択・優先できるよう，学習者の類推する力をはぐくむことにある。つまり，クリティカルシンキング育成において看護過程を積み重ねることは，次の3つのねらいがあるといえる。

- 類推する力をとおして学習の転移を生み，直面する状況で看護独自の力を発揮できる「知識の変換スキル」「認知的スキル」を促進することをめざす
- 看護の熟達に必要な能力の一部として「創造性と感性」を身につけることをめざす
- そのための教育環境，教育イノベーションを積極的に検討することをめざす

では，クリティカルシンキングの観点からみた「看護の力」とは何を意味するのだろうか。これには，第2章で取り上げた米国看護教育のクリティカルシンキング教育30年余の知見のうち，Scheffer & Rubenfeld(2000)の研究成果で明示された，看護領域固有，看護の独自性である「知識の変換」の認知スキルと「創造性」と「直観」の特性(心の習慣)が重要な意味をもつ。Rubenfeldらの研究成果は，他の分野にはない看護領域固有・看護の独自性である「知識の変換」スキルと「創造性」「直観」が，看護の力を特徴づけるものであることを示唆している。

第2章 3-2(pp.59-60)で紹介したように，Scheffer & Rubenfeld(2000)は，看護の領域固有性や独自性に目を向け，Facioneと同様の手法で研究を行っている。その際の研究質問は，「What skills and habits of mind are at the core of critical thinking for nurses in any setting: practice, education, and research?(実践・教育・研究のいかなる状況においても，どのようなスキルや心の習慣が看護師のクリティカルシンキングの核となっているのか?)」であった。この質問について，Rubenfeldらは「"心の習慣(habits of mind)"と"スキル(skills)"という言葉は，クリティカルシンキングの情緒的側面と認知的側面をとらえるだろうと考え選択した」と述べている(2000, p.54)。研究成果は第2章 表2-1(p.54, 55)に示すとおりである。

注目すべき点は，その後APAの研究結果との比較で明確になった，看護以外の分野にはない領域固有・看護の独自性である「知識の変換」と「創造性」「直観」である。Rubenfeld & Scheffer の著書『Critical thinking tactics for nurses: achieving the IOM competencies 3rd ed.』(2015)でも，それぞれの定義を掲載し，詳細に比較している(表4-2)。また，野地は「ク

表4-2 看護領域固有のスキル・心の習慣とそれぞれの定義

知識の変換 transforming knowledge	背景にある概念の状況，特性，型，機能の変容または変換
創造性 creativity	知的創作性で，生成し，発見し，アイデアの再構成などに活用される；代替の想像
直観 intuition	意識的推論を介しない，知ること(認識)の内的センス

〔Rubenfeld, M. G. & Scheffer, B. K. (2015). Critical thinking tactics for nurses: achieving the IOM competencies, 3rd ed (p.34). Jones & Bartlett Learning. をもとに筆者作成〕

リティカルシンキングとは,自分の思考について思考するプロセスである」と述べ,それらの特性(心の習慣)とスキルについて「看護専門職の思考の型」であると指摘している(2013, p.455)。

 看護独自のスキル・特性の育成

「何をめざすか」と同時に大事なことは,「どのように」はぐくんでいくのかであろう。

看護過程をどのようにとらえ,指導していくのか,そして,クリティカルシンキングの観点からできることは何か。これは「看護におけるクリティカルシンキング育成」について,本書で4章にわたって解説してきた集約的問いである。この"How？"への対応は,これまで概説してきたことを基盤とした,クリティカルシンキングのツールとしての看護過程の実践的な取り組みが必要であり,たとえば次のような事例があげられる。

Ⓐ 看護独自の「知識の変換スキル」の促進

「人間理解」を基盤においた教養教育科目(初年次～)をはじめとして,看護領域では基礎科学,看護専門科目などの既習の知識とスキルを想起し関連づけ,知識・スキルの選択,類推をとおして,置かれた状況への応用と実践がうながされる。この反復が,他領域の実習,さまざまな不確かな臨床現場への学習の転移へとつながっていく。小児看護学実習を例にすると,既習の知識から,乳幼児期・学童期・思春期のそれぞれの発達,健康‐病気という連続性のなかでの健康の変化と適応,置かれたさまざまな生活環境を想起し,同時的・即時的変換スキルを活かした個別的ケアが要求される。それが小児看護に必要なコンピテンシーとなる。

小児看護学の3つのキーワードである「発達・健康・生活」に焦点をあてるなかで,他領域に必要なコンピテンシーにもつながっていく。これらは従来実践してきた一連のケアの流れではあるが,重要なことは,たとえクリティカルシンキングを基盤としたカリキュラム構成でなくとも,発達・健康・生活を関連づけた学習が教育プログラム・デザインとして考慮されてきたかどうかである。第3章 図3-2(p.85)において「クリティカルシンキング力」で示される,知識の取捨選択,実践から理論や概念の想起,正常と変化の比較,といった「意図的」意識づけ学習デザインの有無が,学生の「知識の変換」スキルの育成に大きく影響する。

また,既習の看護理論の枠組みを想起し実践へ応用することも,効果的な「知識の変換」スキルとなる。Scheffer & Rubenfeld は著書において,「知識の変換」スキルを「recognizing theory from practice, testing theory in practice and synthesis(実践から理論・概念を識別すること,実践のなかで理論・概念を試みること,そして統合すること)」と記述している(2000, p.354)。ここでも,看護理論と実践との関連づけ学習が必要となる。

なお,学習の転移の起こる条件として,辰野(2006)は学習の類似,学習の内容の一般化,学習の方法の理解,学習の程度,練習の場面と機会,学習者の能力・態度・不安傾向,をあげる。とりわけ「1つの学習の結果が,他の学習場面に応用できるかを考え,応用しようという積極的態度をとれば,転移は起こりやすくなる」と指摘している(辰野,2006,

pp.223-224)。そのような学習環境を考慮し，カリキュラムプログラム・デザインを設定することが望まれる。

Ⓑ 看護過程におけるジェネリックスキルの活用

看護過程においても，クリティカルシンキングの3つの基本的ジェネリックスキルが活用される。それぞれのスキル，育成については，各章を参照されたい。

i. 根拠の確認（事実と意見の識別，第3章 図3-4，図3-5，pp.90-91）
ii. 隠れた前提の吟味（思い込みや価値観）
iii. 議論・求められていることの明確さ（推論の土台の検討など，第1章 1-3-2，p.8）

Ⓒ「推論の標準」の活用

Wilkinson(2012)は，クリティカルシンキングの概念をふまえ，看護過程に推論の標準を取り入れることを提示している。これをモデル図としてあらわしたものが，「同時的実践知統合」の看護過程モデル（本章 2-4-2，図4-2，p.136）である。

推論の標準として「習慣的推論スキル」(Paul & Elder/村田・巽訳，2001/2003)を用いる工夫を，Wilkinson(2012)は推奨している（くわしくは本章 2-3 で述べる）。これは，看護過程を積み重ねていくなかで，問題解決や看護判断に影響すると考えられる自らの価値観・思い込み（主観）を客観的にチェックするためにも有用である。

2-3 看護過程とクリティカルシンキングの融合

p.128 で示した問いⒶ（思考の訓練のみに目的をおくのではなく，効果的で個別性のある看護実践にどのようにつなげるのか）では，クリティカルシンキング概念と看護過程というツールを融合する教育の提示が問われている。看護過程とクリティカルシンキングを同時に考慮し融合する教育実践を提示した Wilkinson(2012)は，看護過程に Paul & Elder(村田・巽訳，2001/2013)の推論の標準(standards of reasoning：明瞭さ，的確さ，正確さ，妥当性，深さ，幅，論理性，重要性，公平)を取り入れた。この考え方に沿うと，看護者自身の思考の質を確認し高めるためには，クリティカルシンキングの特性であるメタ認知(thinking about your thinking)を活かし看護過程の質のチェックを行う。したがって，看護過程の全体の流れは，まずはすべて問いから始まる（図4-1）。

Wilkinson の推奨する看護過程は，コアにクリティカルシンキングをおき，ANA の示す，アセスメント，診断，計画：アウトカム，実施，評価の円環ステップのそれぞれについて推論の標準で確認を行うものである(Wilkinson, 2012, p.12)。Wilkinson の看護教育における思考の訓練も，よき市民としての能力を指し示す「訓練された思考」の知的誠実さ，知的謙遜，知的正義感，知的忍耐，知的公平，根拠に対する自信，知的勇気，知的共感(Wilkinson, 2012, pp.24-25)へと向かっている。

クリティカルシンキングのツールとしての看護過程がめざすもの

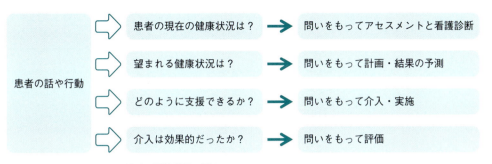

図 4-1　Wilkinson の示す看護過程の流れ

2-4　初学者の段階別看護過程学習と専門家・熟達者の看護実践モデル

　近年，よく聞く「看護師のように考える学生をはぐくむ」「看護師思考」をもって学生を育成するということはどういうことだろうか。p.128 の問い❸（看護師の思考と学生の違い）は知識や問題解決の経験の差だけであろうか。また，思考のツールの活用にはどのような差異があるだろうか。既存の看護教育実習で用いられるいくつかのパターンと経験者や文献から推察される看護実践の形を看護実践プロセス様式として単純に図式化し，図4-2 に示した。臨床の専門家と看護教育者からの異論と批評を覚悟で，初学者の段階別看護過程学習と専門・熟達者の看護実践の可視化を試みたものである。第 2 章での Benner のクリティカルシンキングに関する指摘は，「学生」と「専門職としての実践を学ぶ看護師」の学びの 2 段階的なとらえ方の必要性を示唆するものであり，後述する「クリティカルシンキングに基づいた看護過程モデル」で焦点をあてる学生の教育実習の"学びの選択"を考慮すべきであろう。なお，熟達については，第 1 章 3-2（p.30）で述べる「熟達化のプロセス」の概念基盤を参考にしていただくこととし，本節ではクリティカルシンキングの観点でとらえる看護過程に焦点をあてる。

1　段階的統合（sequential integration）

　初学者は，看護のプロセスをステップ・バイ・ステップで確認しながら学ぶ手段を必要とする。アセスメントから一連のプロセスを経て段階的統合を進める目的は，患者のニーズを全体的に見極めるためであり，ニーズに応じた看護実践を行うためである。従来の看護教育における看護理論や NANDA-I 看護診断の枠組みを用いてアセスメントするパターンで，初学者に向いており，段階を踏んで全体像および患者の状態を把握していく。既習でなじみのある看護理論の概念枠組みを活用すると理解しやすい。アセスメントの手がかりとして，例えば，ヘンダーソンの 14 項目，ゴードンの 11 の機能的健康パターン，ロイ適応モデルの刺激のアセスメントや 4 つの適応様式（生理的，自己概念，役割，相互依存）・適応レベルの評価などを通して，看護実践に何が必要で，何をすべきか，根拠を明確にして段階をふんで学んでいく。そのためには「知識の変換」スキルが必要となる。

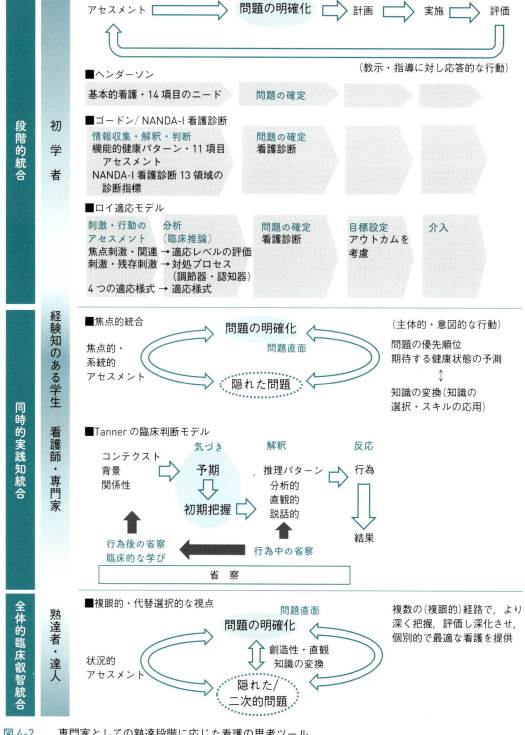

図 4-2　専門家としての熟達段階に応じた看護の思考ツール

それぞれのステップにおいて，初学者は主体的に行動するというよりも，どちらかというと教示や指導に応答して行動する。

2 同時的実践知統合（simultaneous practical-knowledge integration）

経験知のある学部3年生や4年生の総合実習，アドバンス実習などを含む焦点的統合である。初学者よりも経験は積んでいるが，この段階も系統的・焦点的アセスメントを続け，患者のニーズを見極め，「見おとし」を避け，問題の明確化とともに隠れた問題を予測し，患者の最善の利益のための最適なケアをめざす。通常は卒業後，臨床において受け持ちの患者の問題に直面し，同時的に問題の優先順位，期待する健康状態などを予測し，患者の問題を焦点的統合して実践する。経験と焦点的統合を積み重ねていく専門家は，全体あるいは特定の領域のエキスパートとなっていく。いわゆる，EBN（Evidence-Based Nursing）の経験知の礎となるものである。これはあくまで筆者の個人的判断であるが，Tannerのいう「看護的思考（thinking like a nurse）」(2006, p.208)に基づく臨床判断モデルも，どちらかというと同時的実践知統合による"気づき"からスタートすると推察する。

「同時的実践知統合」の段階では，経験知のある学生や看護師は主体的・意図的に行動する。知識の選択やスキルを応用し（知識の変換），問題の優先順位や健康状態の予測を行っていく。第2章3-3で紹介したTwibellら(2005)の研究(p.63)で，実習におけるクリティカルシンキングの指導時の認識として示された「すべてを同時に統合し，俯瞰する」経験的エビデンスである。第1章3-2，図1-9(p.31)に示す，熟達化の「柔軟な手続的熟達」から「適応的熟達」の段階に相当する。

3 全体的臨床叡智統合（holistic clinical-wisdom integration）

積み重ねられた体験的データをもとに（時に暗黙知として）現状を把握する「状況的アセスメント」を緻密に継続していく。クリティカルシンキングでいう「知識の変換」および「創造」と「直観」，つまり看護の力が発揮される「臨床的叡智統合」の段階である。問題の明確化と同時に，複眼的視点で隠れた問題や二次的問題を深く掘り当てていく作業を進めることができる。熟達者や達人と呼ばれる看護専門家"sophisticated expert"で，卓越した技術をもつ高度専門看護師である。

専門看護師（CNS：Certified Nurse Specialist）の臨床での活躍は目覚ましく，『専門看護師の思考と実践』（井部・大生監修，2015）の事例にみられる臨床の叡智がこれに相当するであろう。問題に直面すると同時に，問題が映し出す新たな問題・課題の予測をたて，複眼的・代替選択的視点で看護する。Wilkinson(2012)の示すクリティカルシンキングがすべての看護行動（アセスメント，看護判断，推論，計画，実施，評価）のコアにあり，それぞれの行動をつなぐ習慣的統合が行われる。第1章3-2，図1-9に示す熟達化の「創造的熟達」ととらえられる。

専門職の達人や熟達者と呼ばれなくとも，苅谷(2002, pp.270-271)のいう「知的複眼」をもっている人たちも同様であろう。多面的に物事をとらえる「関係論的なものの見かた」，つま

りものごとの二面性(多面性)に注目することができ，ものごとの前提を疑うためのメタ認知ができる人ということである。クリティカルシンキング教育の実践における"めざすものの見かた"である。

なお，この「全体的臨床叡智統合」の解説のために参照した資料および情報の多くは，第1章3節，筆者の研究同僚(米国ボストンで毎年開催される学会の仲間，ワシントンDCにある交流大学所属のナースプラクティショナー(NP：Nurse Practitioner)や研究者，そして日本の臨床家の友人たち)および，前述した『専門看護師の思考と実践』(井部・大生監修，2015)の事例に負うものである。

2-5 クリティカルシンキングに基づく看護過程モデル

p.128の問い❸(同時的統合の思考をもって，予測を含めて状況を推論し，優先順位を考慮して臨床判断の過程である看護過程をどのように示すか)は，思考の訓練のみにならない看護過程とはどうあるべきかを問うものである。

教育にクリティカルシンキングを取り入れる目的は，何といっても学生が"考えることを学ぶ"ことにある。クリティカルシンキングは分析的推論過程であり，課題や問題，不確かな状況，予測できないこと，新奇場面をとおして系統的実効的なやり方・1つのツールとして考えることを助けてくれる。第2章でみたクリティカルシンキングの期待する成果やWolcottの良質思考のステップ，第3章前半の「問うことのアート」で取り上げた多くのヒントを手掛かりに，個人的問題に対する分析的推論イメージを膨らませることができる。しかし，即時的ケアを求められる看護実践のなかで，患者を目の前にして実効的ツールとして活用するには，習慣的なスキルとして"考えること"を自分のものにしていなければ難しい，ということは容易に想像できる。

急激な進歩を続けるヘルスケア環境の変化に柔軟に適応できる思考スキルを涵養するために何が必要であろうか，との問いに，十分に応答できるものはないかもしれない。しかし，少なくとも教育環境を整えることは可能である。その方策の1つが，心の習慣・スキルとしてクリティカルシンキングをとらえ，4年間ではぐくむカリキュラムと看護過程モデルの提示である。米国30年余のクリティカルシンキングのエビデンスも，中西(1987)の主張も同様に，「それは推理・推論(reasoning)の訓練からはじめる」こと，教育イノベーションを始めることが第一歩と考える。

楠見(2015)の『看護におけるクリティカルシンキングのプロセスと構成要素』(図1-2, p.7)を基盤にした「クリティカルシンキングに基づく看護過程モデル」を，図4-3に示した。このモデルの特徴は，以下の通りである。

- クリティカルシンキングのプロセスと構成要素(第1章 図1-2, p.7；楠見，2015)を前提とする。
- 適切な看護実践のために，推論の標準(standards of reasoning, 明瞭さ，的確さ，正

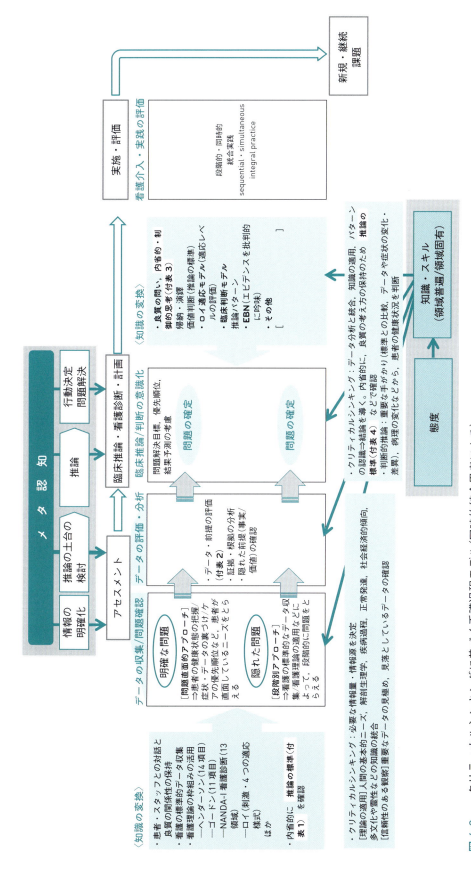

図 4-3 クリティカルシンキングに基づく看護過程モデル（同時的統合思考による）

このモデル図は、『看護におけるクリティカルシンキングのプロセスと構成要素』（第1章 図1-2, p.7）を基盤としている（図中の ▓▓ 部分が該当）。

図 4-3 付表　習慣的推論スキル

推論の標準	評価的問いの例	(1) データの収集での問い (Paul & Elder の推論の標準)	(2) データの評価・分析での問い (内省的問い)	(3) 推論・判断の意識化の問い (内省的・制御的思考)	(4) 実施・評価の問い (内省的)
明瞭さ	例を挙げてみると？ 別の言い方で表すと？	データの記録は明確か, 患者は明確に答えているか	事実それとも意見, ある いは思い込みか	手がかりのまとまりはどうか, 看護診断に関する自分の説明で, 患者は問題と強みを理解できたか	(状況的・個別的)最適のケアはできたか
的確さ	本当か？ 正確かどうか, どのように確認するか？	測定は正しいか, 主観的データと客観的データの差はないか	隠れた前提の吟味→事実に関する前提または価値に関する前提は何か	診断を裏付ける十分なデータ, 手がかりに関する十分な説明か	
正確さ	詳細に説明すると？	ほかに情報は必要か, 必要に応じた評価		患者の健康状況について特定した説明ができるか	
妥当性	問題にどう影響するか？ 問題をどう理解できるか？	看護診断に必要なデータはどうか		重要な手がかりに焦点を当てているか, 見落としている手がかりはないか, 正常値のデータとの差異	
深さ	問題が抱える複雑性をどう処理しているか？ 質問に含まれる問題をどう説明するか？ 重要な要因は？	ほかに注目すべきデータはないか		自分は問題の決定にふさわしい, 他者に援助を求めるべきか	
幅	別の視点で考えると？	患者や家族, 医療的関心を含むデータ収集か		他に問題の鍵となるものは何か, 患者の健康状況へのバイアス, ステレオタイプ的偏見はないか	
論理性	納得いく説明か？ つじつまは合うか？	意味あるデータか		病理と問題の関係性は何か, 健康状態に急な判断をしていないか	
重要性	妥当性に関連し, 最も重要なものは何か？	どの事実・データが最も重要か, 報告すべき異常なデータはないか		全体的な状況を考慮し, 現時点で最も重要な問題は何か	
公平さ	証拠に対する自分の考えは正当か, 自分の利害関係のせいでほかの見かたができなくなっていないか？ 意図的に誰かの考えを変えるようとする考えかたでないか？	問題の扱い方は公平かどうか		既習の概念を適用しているか, 公平な目的で判断・推論しているか	

[Paul, R. & Elder, L./村田美子, 巽由佳子 (訳). (2001/2003). クリティカル・シンキング:「思考」と「行動」を高める基礎講座 (pp.21-48). 東洋経済新報社.; Wilkinson, J. M. (2012). Nursing Process and Critical Thinking, 5th ed (p.59). New York, NY: Pearson. をもとに筆者作成]

確さ，妥当性，深さ，幅，論理性，重要性，公平さ）を参考に取り入れる。
- アセスメントは，意識的に同時的統合思考をめざし，情報収集は選択的に看護の標準的および理論的枠組みでとらえることができる。
- アセスメントは段階別アプローチと問題直面的アプローチのいずれからスタートしてもよい。経験の差によってどちらを選択するかではなく，患者のニーズが直面的な問題解決の必要な場か，段階的な問題解決が可能な場なのかによって選択する。
- アセスメントは評価と分析（データの評価，証拠・根拠の分析，隠れた前提の確認などを考慮）をする。
- 臨床推論を意識的に（それぞれの活用モデルに応じて）行えるよう努力する。その際，適切な問いを立て効果的に活かし，アウトカムを予測する。
- 優先順位を考慮した看護判断を行い，患者の現在の健康状態や問題を明確にする（看護診断）。必要に応じて「診断ラベル」を適用する。期待される結果および望まれる健康状態を考慮し，計画を立てる。
- 患者のニーズに即した看護実践ができたか評価し，新たなアセスメントを行う。
- 計画，実施および評価の最後に，どのようなクリティカルシンキングの態度と知を活用したかを内省する。（思考と態度の）内省にともなう自分の感情と感性を意識し，次の看護実践に活かす。
- 推論力をはぐくむために必要な適切な"問う技"を活かす。
  - 学生が自ら"問い"を立てて，状況把握，看護判断，実践できるようにする。
  - 知識獲得の学ぶ質問と理解力・判断力に必要な考える質問（飯久保，2006）
  - 手続き的知識やスキルを適用する「できる力」を促進する質問と，解釈が多様で問題や判断の理由を説明する「わかる力」を促進する質問（藤村，2012）
  - 仮説的質問，報告・対話的質問，計画的質問，系統的質問，ソクラテス問答（Boswell, 2006）
  - クリティカルシンキングと看護過程に適用する5つのステップ（Harding & Snyder, 2016）
  - その他，それぞれの場に必要な効果的で熟慮した質問を工夫する。

　学生と教員・臨床指導者間で，問うことで気づき，問題の核心につながるような解決策を見出すプロセスのなかで配慮することは，「問う・問われること」が重荷にならないような関係づくりである。前述のように，クリティカルシンキングにおける"問う"ことの目的は，まず，学生の"考えることを学ぶ"機会をつくり，そして，成長（認知，技術，態度，感性）をうながすことである。それが生涯にわたる学習推進力をはぐくみ，いかなる場面においても柔軟に対応できる適応能力（レジリエンス）の源泉となると考える。

引用文献

Alfaro-LeFevre, R./江本愛子(監訳). (1995/1996). アルファロ 看護場面のクリティカルシンキング, 医学書院.
Alfaro-LeFevre, R./本郷久美子(監訳). (2010/2012). 基本から学ぶ看護過程と看護診断, 第7版 (pp.2-30). 医学書院.
Alfaro-LeFevre, R. (2013). Critical Thinking, Clinical Reasoning, and Clinical Judgment — A Practical Approach, 5th ed(pp.2-19). St. Louis, MO : Elsevier.
Alfaro-LeFevre, R. (2014). Applying Nursing Process : The Foundation for Clinical Reasoning, 8th ed.(pp.4-18). Philadelphia, PA : Lippincott Williams & Wilkins.
American Nurses Association. (2010). The standards of Practice describe a competent level of nursing care as demonstrated by the critical thinking model known as the nursing process, Scope and Standards of Practice, 2nd ed 3-10.
Benner, P. Sutphen, M., Leonard, V. & Day, L. /早野 Zito 真佐子(訳). (2010/2011). ベナー ナースを育てる. 医学書院.
Bowswell, C. (2006). The Art of Questioning : Improving Critical Thinking, In Oermann, M. H. & Heinrich, K. T. (Eds.), Innovations in Curriculum, Teaching, and Student and Faculty Development, Annual Review of Nursing Education, 4 (pp.275-290 ; 291-304), New York, NY : Springer.
Fink, L. D./土持ゲーリー法一(監訳) (2007/2011). 学習経験をつくる大学授業法(pp.15-179). 玉川大学出版部.
福井里佳. (2012). 看護基礎教育における「問うこと(Questioning)」に関する外国文献検討. 日本看護学教育学会誌, 22(1), 35-46.
藤村宣之. (2012). 数学的・科学的リテラシーの心理学：子どもの学力はどう高まるか(pp.55-66 ; 107-125 ; 185-193). 有斐閣.
古橋洋子. (2015). 「看護過程」を教える意義と現状の課題：「思考ツール」として観察の視点を養う. 看護教育, 56(7), 598-603.
Harding, M. M. & Snyder, J. S. (2016). Winningham's Critical Thinking Cases in Nursing : Medical-Surgical, Pediatric, Maternity, and Psychiatric, 6th ed., St. Louis, MO : Elsevier Mosby.
林創. (2015). 大学専門教育. 楠見孝・道田泰司(編), 批判的思考：21世紀を生きぬくリテラシーの基盤(p.166), 新曜社.
井部俊子, 大生定義(監). (2015). 専門看護師の思考と実践. 医学書院.
飯久保廣嗣. (2006). 質問力：論理的に「考える」ためのトレーニング(pp.63-113). 日本経済新聞社.
池西靜江. (2016). 今こそ考える, これからの「看護過程」の考え方, 教え方. 看護教育, 57(6), 418-422.
Institute of Medicine (IOM) of the National Academies. The Future of Nutsing : Leading Chnge, Advancing Health. The National Acacemies Press.
苅谷剛彦. (2002). 知的複眼思考法—誰でも持っている創造力のスイッチ(pp.175-284). 講談社.
King, A.(1995). Inquiring minds really do want to know : Using questioning to teach critical thinking. Teaching of Psychology, 22, 13-17.
小玉香津子. (1994). 看護論. 荒井蝶子, 稲田美和, 杉谷藤子(監修), 看護管理シリーズⅠ(p.17), 日本看護協会出版会.
Kramer, M. K. (1993). Concept Clarification and Critical Thinking : Integrated Processes. Journal of Nursing Education, 32 (9), 406-414.
楠見孝. (2015). 教育におけるクリティカルシンキング：看護過程に基づく検討. 看護診断, 20(1), 33-38.
楠見孝, 道田泰司(編). (2015). 批判的思考：21世紀を生きぬくリテラシーの基盤. 新曜社.
道田泰司. (2011). 授業においてさまざまな質問経験をすることが質問態度と質問力に及ぼす効果. 教育心理学研究, 59(2), 193-205.
中西睦子. (1987). 方法としての看護過程：成立条件と限界. ゆみる出版.
日本看護科学学会看護学術用語検討委員会. (2011). 看護過程の定義(p.7). 日本看護科学学会.
野地有子. (2013). クリティカルシンキングのわが国の看護教育における浸透と課題. 看護教育, 54(6), 450-456.
Paul, R. W. (1984). Critical Thinking : Fundamental to Education for a Free Society. Educational Leadership, 42(1), 5.

Paul, R. & Elder, L./村田美子, 巽由佳子(訳). (2001/2003). クリティカル・シンキング：「思考」と「行動」を高める基礎講座(pp.21-48). 東洋経済新報社.

Rubenfeld, M. G. & Scheffer, B. K.(2015). Critical thinking tactics for nurses : achieving the IOM competencies, 3rd ed(pp.33-38). Jones & Bartlett Learning.

Scheffer, B. K. & Rubenfeld, M. G.(2000). A consensus statement on critical thinking in nursing. Journal of Nursing Education, 39(8), 352-359.

Schön, D. A./佐藤学, 秋田喜代美(訳) (1983/2001). 専門家の知恵—反省的実践家は行動しながら考える. ゆみる出版.

Sitzman, K. & Eichelberger, L. W. (2004). Understanding the Work of Nurse Theorists : A Creative Beginning(pp.3-5). Sudburry, MA : Jones and Bartlett.

Tanner, C. A. (2006). Thinking Like a Nurse : A Research-Based Model of Clinical Judgment in Nursing. Journal of Nursing Education, 45(6), 204-211.

辰野千壽. (2006). 学び方の科学：学力向上にいかす AAI(pp.223-224). 図書文化.

Twibell, R., Ryan, M. & Hermiz, M. (2005). Faculty Perceptions of Critical Thinking in Student Clinical Experiences. Journal of Nursing Education, 44(2), 71-79.

Wilkinson, J. M. (2012). Nursing Process and Critical Thinking, 5th ed(pp.24-197). New York, NY : Pearson.

Wolcott, S. K. (2006). Faculty Handbook : Steps for Better Thinking. http://www.wolcottlynch.com. (最終アクセス 2017/8/21)

山鳥重. (2002).「わかる」とはどういうことか：認識の脳科学(pp.59-65, 143-171). ちくま新書.

参 考 文 献

松谷美和子, 三浦友理子, 奥裕美. (2015). 看護過程と「臨床判断モデル」. 看護教育, 56(7), 616-622.

道田泰司. (2011). 良き学習者を目指す批判的思考教育. 楠見孝, 子安増生, 道田泰司(編), 批判的思考を育む：学士力と社会人基礎力の基盤形成(pp.187-199), 有斐閣.

野地有子. (2002). クリティカルシンキングと教育方法. 看護教育, 43(11), 918-925.

Tanner, C. A. /松谷美和子(監訳). (2016). (クリスティーン・タナー氏講演録より)臨床判断モデルの概要と, 基礎教育での活用. 看護教育, 57(9), 700-706.

終　章

看護教育を超えて
看護師を支える良質の習慣的思考と良質の看護実践

「見えざる手」と呼ばれる市場のメカニズムを裏で支えているのは，私たちの生活や命そのものを供給し支える「見えざる心」の存在だ。……子どもを産み，育て，病人の世話をし，高齢者を介護する「見えざる心」。それが「ケアする喜び」（お金で買えない幸せ）として人類の命をつないできた。

――社会学者 平尾桂子『「見えざる手」と「見えざる心」：ワーク・アンド・ファミリーのゆくえ』（2015, pp. iv – vi）

001 "良質"とは何を指すのか

「心の習慣」としてのクリティカルシンキングの育成は，よき市民として必要な能力，また学生の成長をうながすスキル修得という目的のもと取り組まれてきている。本書では，第1章で取り上げた，「クリティカルシンキング(批判的思考)の概念と教育実践」をもとに，第2章では「米国の看護教育におけるクリティカルシンキングの取り組みからみえてくる知見と課題」を通して，日本の看護教育への示唆を得た。続く第3章，第4章では，クリティカルシンキング育成の鍵は，看護教育者が担う効果的な"問う"行為のなかにあること，そして，学生の態度育成として，継続的・自律的に"問う"スキルを育成する必要があることを示した。また，クリティカルシンキングの成果として，「知的公平さ」「知的誠実さ」などのよき市民としての能力(Paul & Elder/村田・巽訳, 2001/2003)，良質思考力(Wolcott, 2006)，大学生のジェネラルスキル(道田, 2011)が期待される能力であることが明らかとなった。本章ではあとがきに代えて，看護教育を超えて，専門職である看護師が，習慣としてのクリティカルシンキングをどのように継続し，良質の習慣的思考と看護実践へとつなげることができるかを考察する。

まず，良質の習慣的思考と，良質な看護実践をつなぐとは，どういうことであろうか。筆者の個人的な40年余の看護・教育経験からの推察ではあるが，良質の習慣的思考は良質の看護実践，熟慮(thoughtful)のケアを導き，ケアする喜び(emotion)と自他への感性(sensitivity)をはぐくむ。クリティカルシンキングは熟慮を生み，喜びを支え，感性をはぐくむ源泉である。Twibellら(2005)も，看護教員の実習指導時の認識について「認知的訓練は，看護介入(行動)を導く」と研究成果を説明している(第2章3-4, p.64)。したがって，良質の習慣的思考は内省を通して"ケアする喜び"を支え，良質のケアの実践へとつながる。では，"良質"とは何を指すのであろうか。"よい"とは，"最適"とはどういうことか。個々の状況の複雑さや緊急性，また，価値観や解釈の多様さゆえに，答えが1つでないことはもちろん承知している。しかし，それでも「"良質"とは？ "最適"とは何か？」と，直面する状況ごと，ケースごと，ときには世代ごとに問い続けることこそが真に良質といえるのではないだろうか。すなわち，真摯に向き合う省察をもって思考し，危機を超えて患者自身が成長していけるような支援を模索し続けることである。それはおのずと，WHOのめざす「身体的，精神的，スピリチュアル，および社会的に"すべてが満たされた状態"」(日本WHO協会訳)に向けた支援となるだろう。そのような意味でも，学生から熟達看護師にいたる「心の習慣」としてのクリティカルシンキングの継続的・自律的な育成は，看護基礎教育を超えて，21世紀のヘルス情報テクノロジーを駆使する時代に活躍する看護師・看護学生に必要なスキルである。

「21世紀のナースを育む思考と教育イノベーション」という米国看護教育全体のスローガンをもって取り組んでいるクリティカルシンキング教育は，教育学や心理学における取り組みと同様，看護を取り巻く外的・内的環境の変化，予測のつかない不確実な問題に対

する柔軟な思考と心のありようの選択である。Kleinman は，「21 世紀における感性と主観性の変容——人類は生き残れるか」と問いかける(2015, pp.28-62)。医療人類学者・精神科医である Kleinman は，21 世紀に直面している課題として，①社会的変化，②社会的苦痛，③暴力，④経済的不安定，⑤身体的危険，⑥ Weber の技術的合理化を挙げている。変容のなかでも，とりわけ「感性・主観性の変容と人間性の喪失」に注目した，Kleinman の深い思慮ある言葉を紹介する。

> ケアを提供するということが医療からなくなりつつあります。しかし，それは看護からもなくなりつつありますし，社会福祉からもなくなりつつある。心理学においてもそうです。こうしたケアの提供にはひとつの基本要素がありました。それは，目の前にいる人を人間として認めることであります。

〔Kleinman, A., 江口重幸, 皆藤章(編・監). (2015). ケアをすることの意味：病む人とともに在ることの心理学と医療人類学(p.46). 誠信書房. より引用〕

　ケアの機械化が懸念されるなか，Kleinman は「それぞれの場で考えること」を勧め，押し寄せてくる変化や危機に対する対応について，学部・大学院教育で自ら育てた卒業生の例をとおして，英雄的対処法(独自のグローバル事業の驚異的展開)と反英雄的対処法を紹介している。

> 反英雄的対応というのは，日常的に物事の変化をより緩慢にしていくことによって乱れを起こし，批判的な質問を投げかけていくことです。たとえばカテゴリー化，分類化，そして技術的な合理化というものを抑えて，ケアに人間性を回復させていったり，より良いケアを提供するために必要な時間軸を再考したりするのです。あるいは，普遍的・批判的に物事を考えること，たとえば物事を簡略化していくのではなく常に批判的に考えることです。ステレオタイプではない考え方をしていくということです。このように，それぞれのキャリアのなかで人間性に重きをおいて行動していくということです。このことはすなわち，常に人と一緒にあること，ともにあることを重要とすることなのです。単純ではありますが，奥深いあり方だと思います。それが，われわれ専門職をビジネスと切り離す方法です。われわれは，この世に，良いことをするために存在しているのです。

〔Kleinman, A., 江口重幸, 皆藤章(編・監). (2015). ケアをすることの意味：病む人とともに在ることの心理学と医療人類学(p.49). 誠信書房. より引用〕

　Kleinman の叡智を何度も読み返していると，社会のいかなる激変にも翻弄されることなく 21 世紀を生きていくために，心の習慣・スキルとしてのクリティカルシンキング育

実践知としてのクリティカルシンキング

　本著を執筆中，クリティカルシンキングプログラムの特化科目を1年次と4年次に，関連科目を2年次と3年次に学習した卒業生に，インフォーマルなインタビューを依頼し，聞き取りを行った(2016年5月16日，筆者の大学研究室にて実施，面接時間50分。事前に掲載許可を得ている)。目的は「クリティカルシンキングを含めた看護学カリキュラムの学習内容」と「在学中に学んでおくべき必要な内容」についての卒後の振り返り，そして，「卒後1年間の臨床経験」と「先輩看護師との実践の相違」を新人1年目看護師の視点から明らかにすることである。

　中堅病院のICUに勤務する，卒後2年目の松本アヤカさん(仮名)は，1年間の臨床経験を振り返り「教科書どおりのICUの患者の症状をみて，現場で"本当だ！"と感動」し，特異な状況では患者さんによってはうまくいかなかったこと，基本的看護をとおした回復への驚き，教科書で学習しなかったが現場で学んだスキルとケア実践などを語ってくれた。

　「1年目の新人看護師と先輩看護師の違いは何か？　知識の違い？」と聞くと，「知識の量ではない」と間髪を入れずに答えた。「では何か？」と問うと，「経験の違い。人とのかかわりの数が多い，コミュニケーションの数，経験の場数が違う」という。それは「いろいろな状況に対応する力」であることを，看護師1年目のアヤカさんはICUという臨床環境で体得している。たとえば，ICUの現場はケア計画があっても流動的で，不確実なことが多く，看護実践を可視化できないことも多い。しかし，「先輩は，目の前で起きているオペ後の急変などの症状(血圧低下，ドレーンの色の変化など)を見て，なぜ処置が必要なのか，その場で変化と対処の理由を説明できる」という。つまり，先輩看護師の力量の内容を冷静に評価できる新人看護師として育っている。

　アヤカさんはさらに，患者と看護師双方の満足達成についての学びの体験を語ってくれた。患者が疼痛を理由に，離床して歩くというケアの次の行動を拒んだ場面で，「何とか痛みをとってあげたいと思うけれど，痛みのコントロールはせず，"立つことができたらほめよう"」と考える。そして「相手を満足させたい，と，必死で患者を"もちあげて""共感して""理由を説明して"，目標設定を"5m歩く"から"1m"にして……」と達成するプロセスを述べる。「なぜ，これをするのか」と説明し，「患者さん自身が納得すると，回復に影響するんです！」とアヤカさんは話す。

　「相手を満足させたい」という願いは，実はアヤカさんのある体験からの類推でもある。学生時代のアルバイトの店が，たまたまベルギーのビールを専門にしているところであった。別にビールが好きだという理由で働いたのではないが，接客を優先すること，対話を大事にすることが店の方針となっていた。アルバイト体験が高じ，「相手に満足し，楽し

んでもらおう」と思い，もっとビールのことを勉強したいと考えて，アヤカさんは本場のベルギービール工場見学のため，現地を訪れた。工場で製造のプロセスを見学し，材料，味の源を教わり，そこで働いている人の話を聞いて帰ってきた。その後は，客に自分の体験を語り，追体験して楽しんでもらえた，という。その話を聞きながら，新人看護師であるアヤカさんは，看護の場はどこであろうと「ケアする者とケアされる者双方の満足と達成感のために」思考しながら，対応する力，類推する力を実践知(第1章，p.29)として発揮していることをうれしく思った。「大学で学んだことが活きています」と笑う看護の卒業生を誇らしく思う。若い看護師たちの思考と心は柔軟である。

インタビューを終え，改めて，「『知性』をはたらかせるのには，専門的な『知識』は重要でない」(飯久保，2006，p.62)こと，「なぜ，そうなのか」という問い・考える力，クリティカルシンキングの育成が大事であることを再認識した。また，経験をとおしてより高いレベルのスキルや知識を獲得することを「熟達」というが，熟達に重要なのは，「挑戦性，柔軟性，類推である」(楠見，2014)という。とりわけ，楠見が指摘する「適応的熟達」と類推する力の関係は，不確実さが常である医療・看護の場で重要である。楠見は，「仕事に関する知識が豊かになるとともに，新たな事態にも柔軟に対応できるようになっている。過去の経験を蓄積し，構造化して把握しているからだ。それを新規の事態に類推，適応することで，問題解決が可能となる」と述べている(楠見，2014，p.3)。加えて，日々の生活のなかでクリティカルシンキング潜在能力を高めるための「自らへの問い」，すなわち，自分自身への発問を継続していくことの重要性を，インタビューを通して再認識した。Alfaro-LeFevre(2017，p.16)は，この「自らへの問い」を「questions to evaluate your critical thinking potential」と呼び，「自分の価値や信念が自分の思考にどのように影響しているか？」といった自己確認をうながしている。つまり，常に「全体をとらえ(putting it all together)，俯瞰して物事をみるように選択していくことが，クリティカルシンキング育成のエッセンスであることをAlfaro-LeFevreは示唆している。

看護教育を超えた熟達専門看護師としての実践のなかで，ケアする喜びを支える心の習慣的思考のために，学びの質を高めるクリティカルシンキング教育イノベーションは今後ますます必要となるであろう。これまでの日本の「看護の力」(川嶋，2012)と諸先輩方の功績に敬意を払いつつ，他学問領域と同様に「訓練主義から探求力への育成へ，教育界は今，変わりつつある」(成田，2014，pp.12-14)ことを踏まえて，看護教育イノベーションを熟考する時であると考える。

看護科学の実践の基盤となる看護教育は，知識の構築を含めてどこに向かうべきであるのか。近未来2050年に向けた看護の知の構築のための看護教育は，何が必要であろうか。米国の複数の看護科学者が，2050年を意識した看護の役割や看護知の社会貢献に向けて多くのメッセージを発信している(Roy, 2007; Willis, et al. 2008)。彼らはそれぞれに，常に変化する環境における人類の未来の"well-being"に関する問題へのチャレンジを掲げている。知識の進歩には新しい時代にふさわしい知識の変革もあるかもしれない。しかし，「知識の進歩は知識の革命で起こる」というパラダイム変革(Kuhn, 1996)を必ずしも迫るものではなく，「知識は積み上げていくものという蓄積の進歩の見方」もある(Roy, 1997; Zohar/中島訳, 1990/1991; 津波古, 2015)。

人間の精神のケアを専門にしてきたGaylin(1976)は,「Man cares because it is his nature to care. Man survives because he cares and is cared for.(ケアとは人間の本性であり,生存の根幹をなす)」と記している。良質の思考と良質のケアの場は,いかなる環境の変化と時代の波があろうと,常に人々のかたわらにある。人間の本性であり,生存の根幹をなす"ケアの場"に向かって,看護教育はより効果的に知を蓄積しつつ歩んでいく。その歩みを支える,良質思考をめざすクリティカルシンキングは,21世紀を生きぬく叡智となるだろう。

引用文献

Alfaro-LeFevre, R. (2017). Critical Thinking, Clinical Reasoning, and Clinical Judgment : A Practical Approach, 6th ed.(p.16). Philadelphia, PA : Elsevier.
Gaylin, W. (1976). Caring(p.20). New York, NY : Alfred A. Knopf.
平尾桂子.(2015).「見えざる手」と「見えざる心」：ワーク・アンド・ファミリーのゆくえ.上智大学出版.
飯久保廣嗣.(2006).質問力：論理的に「考える」ためのトレーニング(pp.63-113).日本経済新聞社.
川嶋みどり.(2012).看護の力.岩波書店.
Kleinman, A., 江口重幸, 皆藤章(編・監).(2015).ケアをすることの意味：病む人とともに在ることの心理学と医療人類学(p.28-63, 120-153).誠信書房.
Kuhn, T. S. (1996). The Structure of Scientific Revolutions, 3rd ed. University of Chicago Press.
楠見孝.(2014).経験学習のクオリティを高めて：熟達を早め,深化させる方法.RMS message 37, 3-5.
道田泰司.(2011).良き学習者を目指す批判的思考教育.楠見孝,子安増生,道田泰司(編),批判的思考を育む：学士力と社会人基礎力の基盤形成(pp.187-199),有斐閣.
成田秀夫.(2014).訓練主義から探究力への育成へ：教育界は今,変わりつつある.RMS message 37, 12-14.
Paul, R. & Elder, L./村田美子, 巽由佳子(訳).(2001/2003).クリティカル・シンキング：「思考」と「行動」を高める基礎講座(pp.21-48).東洋経済新報社.
Roy, C. (1997). Future of the Roy Model : challenge to redefine adaptation. Nursing Science Quarterly, 10(1), 42-48.
Roy, C. (2007). Update from the Future : Thinking of Theorist Callista Roy. Nursing Science Quaterly, 20(2), 113-116.
津波古澄子.(2015).シスター・カリスタ・ロイ：人と環境の統合を創生する変化に対するレジリエンス(能力).筒井真優美(編),看護理論家の業績と理論評価(p.303),医学書院.
Twibell, R., Ryan, M. & Hermiz, M. (2005). Faculty Perceptions of Critical Thinking in Student Clinical Experiences. Journal of Nursing Education, 44(2), 71-79.
WHO/日本WHO協会(訳)：健康の定義.http://www.japan-who.or.jp/commodity/kensyo.html (最終アクセス 2017/8/7)
Willis, D. G., Grace, P. J., & Roy, C. (2008). A Central Unifying Focus for the Discipline : Facilitating Humanization, Meaning, Choice, Quality of Life, and Healing in Living and Dying. Advances in Nursing Science, 31(1), E28-E40.
Wolcott, S. K. (2006). Faculty Handbook: Steps for Better Thinking. http://www.wolcottlynch.com. (最終アクセス 2017/8/24)
Zohar, D./中島健(訳).(1990/1991).クォンタム・セルフ—意識の量子物理学.青土社.

索引

記号・欧文

数

4-サークル CT モデル　56

A

AACN（American Association of Colleges of Nursing）　50
adaptive expertise　32
ANA（American Nurses Association）　51
anticipatory reflection　33
APS（American Physical Society）　50

C

CCTDI（California Critical Thinking Disposition Inventory）　12
CLA+（Collegiate Learning Assessment）　25
content saturation　112
Cornell 批判的思考テスト　25
creative expertise　33
creativity　132
critical society　42
critical thinker　42

E

Evidence Based Thinking　97
EBN（Evidence Based Nursing）　2
emancipatory knowing　65

G・H・I

GPA（grade point average）　25
habit of mind　12, 48
integrated process　118
intellectual standard　2
intuition　132

N

NLN（National League of Nursing）　50
NLNAC（National League for Nursing Accrediting Commission）　50

P

PBL（Project Based Learning）　22
POS（問題志向型記録システム）　50

R・S

reflection　2
reflection in action　34
reflective practice　34
retrospective reflection　33
routine expertise　32
sophisticated expert　137

T・U・W

The Art of Questioning　119
theory for practice　126
Thompson カリキュラムモデル　83
transforming knowledge　132
unwillingness　68
Watson-Glaser クリティカルシンキングテスト　25

和文

あ・い

アクティブラーニング　101
アセスメント力と質問力の関係　125
アルゴリズム的精神　2, 3
暗黙知　30
暗黙の理解　131
意識的な内省　2
意思決定プロセス　131

え

叡智の構成要素　41
エビデンスベースドシンキング　97
エビデンスベースドナーシング　2
エビデンスマインド　97
演繹　9

か

「概念−基盤型」カリキュラム　82
解放知　65
学士課程においてコアとなる看護実践能力と卒業時到達目標　72
学習経験をつくる　104
学習推進力や感性　86
隠れた前提の明確化　97
仮説的（hypothetical）質問　123
価値判断　9
カリフォルニアクリティカルシンキング傾向性尺度（CCTDI）　12
考えることを学ぶ　72
考える質問　121
考える道筋としての『問い』　121
環境的文脈　38
看護過程に活かす 5 つのステップ　124
看護教育のマインドセット　67
看護師
 ── 思考　128
 ── のコンピテンシー　55
看護実践基準　52
看護実践の質と安全の教育（QSEN）　81
看護領域固有のスキル・心の習慣　132
看護理論の枠組み・アセスメントツール　125
感性
 ── と創造性　132
 ── や学習推進力　86

き

技術的スキル　56
帰納（一般化）　9
教員の「問うこと」の重要性　67
教授−学習（teaching-learning）環境　118
議論の明確化　97

く

クリティカルシンキング
 ── 態度尺度　13
 ── の 3 つの基本的スキル　97
 ── の 4 つのステップ　7
 ── 能力　119

151

索引

クリティカルシンキング
　――の構築・習熟のための教育モデル　89
　――のスキル　12
　――の態度　12
　――の知的基準　2
　――のツールとしての看護過程　127
　――の特性(態度/行動)　56
　――の汎用的な知識とスキル　13
　――を評価する目的　24
クリティカルシンキング・カリキュラムモデル　84
クリティカルシンキング・スキルの指標　119
クリティカルに考えるための基本モデル　52
　――，計画　52
　――，査定　52
　――，施行　52
　――，診断　52
　――，評価　52
グループ活動　22

け

計画的(planning)質問　123
経験的基盤からの特徴づけ　64
形式論理学　5
系統的(organizing)質問　123

こ

行動決定　11
行動のなかでの省察　34
高度専門看護師，卓越した技術をもつ　137
心の習慣　12, 48, 132
根拠の確かさ　97
混合アプローチ　15, 92
コンセプチュアルスキル　35
コンピテンシー育成　81

さ

三角形イメージ　70
産婆術　4
三部構造モデル　2, 3

し

ジェネリックスキル　6, 119
思考する看護　130
志向性尺度　12
思考の訓練　48

仕事における熟達化　38
実践知　30, 149
実践的叡智　40
質問語幹リスト　119
質問の質の違い　119
質問分類のためのカテゴリー表　120
質問力とアセスメント力の関係　125
自動的精神　2
シミュレーション学習　23
習慣的推論スキル　140
柔軟な手続的熟達　137
熟達　149
熟達化　29
　――のプロセス　30
消極性　68
省察的
　――実践　34
　――実践家　34
　――精神　2
情報の明確化　7
省略三段論法　9
持論　33

す

推論　8
推論・類推する力の育成　104
推論の土台の検討　8
推論の標準(standards of reasoning)　125, 134
スプートニクショック　118

せ

セルフマネジメントスキル　36
全体的臨床叡智統合(holistic clinical-wisdom integration)　137
全米看護連盟(NLN)　50
専門分野の知識，技術，態度の育成　85
専門領域に関連した映像資料の視聴　21

そ

創造性　132
　――と感性　132
　――と直観　86, 132
創造的熟達　33
ソクラテス問答　124

た

大学修業評価(CLA+)　25
対人的・セルフマネジメントスキル　56

卓越した技術をもつ高度専門看護師　137
段階的統合(sequential integration)　135
探究心に根ざした(inquiry-based)アプローチ　119

ち

知識　38
　――の転換力　86
知識の変換　132
　――スキル　132
知的スキル　56
直観　132
　――と創造性　86, 132

て

定型的熟達　32
適応的熟達　32, 137
適応能力(レジリエンス)　141
できる学力　122
テクニカルスキル　35

と

『問い』，考える道筋としての　121
"問う"姿勢　57
「問う」ことに内包される6つの意図　118
「問うこと」の重要性，教員の　67
動機づけ　38
統合プロセス(integrated process)　118
同時的実践知統合(simultaneous practical-knowledge integration)　137
「問うスキル」と「習慣」の育成　67
導入アプローチ　15, 92
討論　21

な・に・の

内容量飽和状態　112
汝自身を知れ　5
二重プロセス理論　2
日本の社会・文化に適合したクリティカルシンキング　4
認知的スキル　132
能動的学習(アクティブ・ラーニング)　23

は

パーソナリティ　38
バイアス（偏り，思い込み）　8
パフォーマンス評価　25
反省的実践家（the reflective practitioner）　126
汎用アプローチ　15, 92
汎用的な思考力　2

ひ

非形式論理学　5
批判的傾聴　68
批判的思考の諸概念　70
ヒューマンスキル　35

ふ

深い学び（ディープ・ラーニング）　23
振り返り的省察　33
プロジェクトベース学習（PBL）　22
プロセス　38
フロネシス　40
文章の批判的読解　16

へ

米国看護系大学協会（AACN）　50
米国看護師協会（ANA）　51
米国看護認証評価基準協会（NLNAC）　50
米国哲学協会（APS）　50

ほ

報告・対話的（telling）質問　123
方法的懐疑　5
没入アプローチ　15, 92

ま・み・む

学び方を学ぶ　72
学ぶ質問　121
見通し的省察　33
無知の知　4

め・も

メタ認知　8, 134
メタ認知的思考　2
メディアリテラシー　21
問題解決　11
　──プロセス　131
問題志向型記録システム（POS）　50

り・る

立法的思考スタイル　38
リベラルアーツ　84
良質思考（better thinking）　89
　──のためのステップ　89
理論的・経験的知識　56
臨床判断・実践力・倫理的判断力の育成　85
臨床判断モデル　128
類推　9, 104

ろ・わ

ロジカルライティング　97
論理的に書く力　22
わかる学力　122

人名

欧文

Alfaro-LeFevre, R.　6, 13, 56, 129
Baltes, P. B.　38, 41
Begeny, S.　62
Benner, P.　32, 61
Billings, D. M.　62
Bowswell, C.　119, 123
Brady, D. P.　80
Brown, E. L.　51
Carper, B. A.　68
Chinn, P. L.　65
Claus, S.　80
Conant, J. B.　51
Dewey, J.　5
Dweck, C. S.　67
Eichelberger, L. W.　118
Elder, L.　2, 49, 125
Ennis, R. H.　6, 50, 52
Ericsson, K. A.　30
Erikson, E. H.　39
Facione, P. A.　12, 50
Fawcett, J.　102
Fox, R. C.　51
Giddens, J. F.　80, 112
Glaser, E. M.　49
Gordon, J. M.　60
Halpern, D. F.　15
Halstead, J. A.　62
Harding, M.　124
Kalisch, B. J.　62
King, A.　119
Kleinman, A.　147
Kramer, M. K.　65, 118
Kunzmann, U.　38
Moore, T.　64
Norris, S. E.　52
Oliver, G. H.　62
Orlando, I. J.　51
Paul, R.　2, 49, 125
Riddell, T.　61
Rubenfeld, M. G.　13, 60, 132
Scheffer, B. K.　13, 60, 132
Schön, D. A.　126
Seldomridge, L. A.　61
Siegel, H.　50
Sitzman, K.　118
Smith, J.　41
Snyder, J. S.　124
Sternberg, R. J.　38
Tanner, C. A.　59, 60, 128
Thompson, J. E.　82
Twibell, R.　63
Walsh, C. M.　61
Wilkinson, J. M.　125, 134
Wolcott, S. K.　88, 119

和文

アリストテレス　5
飯久保廣嗣　121
苅谷剛彦　121
川島範章　12
楠見孝　12
ソクラテス　4
鶴田清司　112
デカルト　5
中西睦子　48
ピュロン　5
平山るみ　12
廣岡秀一　12
福井里佳　118
藤村宣之　122
プラトン　5
松尾睦　80
道田泰司　70